YOGA
AO
ALCANCE DE TODOS

DESMOND DUNNE
Principal of the School of Yoga

★

YOGA
AO
ALCANCE DE TODOS
Como Ter Vida Longa e Feliz

Tradução de
JOAQUIM GERVÁSIO DE FIGUEIREDO

EDITORA PENSAMENTO
São Paulo

Título do original inglês

Yoga for Everyman

How to Have Long Life and Happiness

Ilustrações do texto
ERNA PINNER

Edição	O primeiro número à esquerda indica a edição, ou reedição, desta obra. A primeira dezena à direita indica o ano em que esta edição, ou reedição foi publicada.	Ano
8-9-10-11-12-13-14-15		04-05-06-07-08-09-10

Direitos reservados
EDITORA PENSAMENTO-CULTRIX LTDA.
Rua Dr. Mário Vicente, 368 – 04270-000 – São Paulo, SP
Fone: 6166-9000 – Fax: 6166-9008
E-mail: pensamento@cultrix.com.br
http://www.pensamento-cultrix.com.br

Impresso em nossas oficinais gráficas.

ÍNDICE

Prólogo 7

Prefácio 9

I. Por que Yoguismo? 11
II. Atitude do Ocidental Para Com a Vida 23
III. Primeiro Passo Para a Libertação: Relaxamento Profundo 37
IV. Segundo Passo Para a Libertação: Contração Profunda 57
V. Terceiro Passo Para a Libertação: Respiração Dinâmica 71
VI. Quarto Passo Para a Libertação: Concentração Dinâmica 84
VII. Mastigue Mais e Rejuvenesça 96
VIII. O Yoguismo Moderno e as Escolas Tradicionais .. 108
IX. Teorias e Práticas da Yoga Tradicional 115
X. Yoguismo e Longevidade 133
XI. Chegando ao Fim da Jornada 138

PRÓLOGO

Como seu próprio título indica, este livro não é um tratado completo de Yoga, tal qual o concebem os autênticos yogues, principalmente hindus. É, sim, como o declara o próprio autor, uma adaptação da Yoga oriental ao temperamento e restrições inerentes à vida cotidiana do ocidental. Uma espécie de "Yoga digest", "Yoga condensada" ou "sintética", se se nos permite a comparação.

A nosso ver, diversas razões tornam oportuno e meritório este compêndio. Exporemos apenas algumas delas.

Primeiro que tudo, a Yoga verdadeira (não a falsa) é uma ciência da alma e do seu desenvolvimento. Uma ciência tão natural como a Física, a Química, a Biologia, a Psicologia (a mais nova de todas, no Ocidente). Mas por sua própria natureza, suas parentas mais próximas são a Filosofia e a Religião, entre as quais se coloca legítima e equidistantemente. Destas ela constitui mesmo a síntese, ou melhor, a essência. E mais do que isso, pois delas é a seiva nutridora e renovadora, por se assentar mais no seu lado prático, dinâmico, atuante e dirigente, no autodesenvolvimento subjetivo. Pode-se ser filósofo ou religioso sem ser yogue (e quantos o são!), porém é mui difícil, se não impossível, ser yogue verdadeiro sem a luz da Filosofia e a ascese religiosa. Em regra, todo filósofo e religioso proeminente é um proeminente yogue.

Segundo, essa concepção ampla e justa da Yoga, embora teoricamente, jamais lhes polarizou a conduta, se é que algum dia a afetou, devido a dificuldades idiossincrásicas ou mesológicas. Comumente os ocidentais alegam falta de tempo ou ambiente refratário. Questão de hábito e educação, pois se aqui há talento para conseguir tempo e ambiente para tanta coisa boa ou não construtiva, também o deve haver para reservar tempo e *ambiente a algo mais importante e imprescindível, como o auto-desenvolvimento e auto-eficiência. Bastaria que houvesse coragem suficiente para substituir hábitos velhos, rotineiros, por novos, revolucionários. É questão de começar.*

Terceiro, há ainda os que, não tendo alcance, tempo ou interesse suficientes para estudar e praticar a verdadeira Yoga, mas sentindo inclinações para certas práticas yóguicas, atiram-se freneticamente a exercícios ou aplicações arbitrárias, freqüentemente nocivos a si e a outros. E quando esses se arvoram em mentores e instrutores, se incluem entre os que Cristo chamava de "cegos condutores de outros cegos", e que, portanto, "maior era a sua cegueira do que a destes". Sim, porque os dessa categoria, por sua ignorância e autoconvencimento, podem tornar-se tão prejudiciais a si como ao seu próximo. E mais do que os outros ignorantes, porém conscientes de sua própria ignorância.

Daí, logicamente, a utilidade e necessidade de uma obra que se contente em dosar a prática da Yoga de acordo com as possibilidades reais da maioria dos interessados. Representa uma acomodação, um meio-termo entre a Yoga ideal e a Yoga exeqüível ao ocidental, habitualmente muito ocupado ou tolhido. É uma espécie de transação entre o passado mais plácido e o presente mais tumultuado.

Além dessa finalidade eminentemente prática, está escoimada de todas as regras e disciplinas yóguicas mais abstratas, difíceis ou perigosas a uma natureza mais impaciente ou neurótica, aliás tão comum entre os apressados ou excitados ocidentais.

Daí, em resumo, a razão de acharmos este livro deveras útil, educativo e salutar ao nosso povo e ao nosso meio, em que se cogite seriamente de algo que transcenda a vida rotineira. Da realização inteligente e regular de seus ensinamentos, qualquer um logo constatará os inapreciáveis benefícios advindos à saúde mental, moral, psíquica e física. É o que prova a experiência relatada nas páginas iniciais desta obra. E se na massa popular e estudiosa da Inglaterra, que tanto prima por seu dinamismo, bom senso e conservadorismo, obteve tão favorável e entusiástica acolhida, por que não se há de esperar o mesmo entre nós, não menos ricamente dotados de tantos talentos?

Os Editores

PREFÁCIO

Conheço as críticas que este livro receberá. Dirão que ele graceja com a Filosofia. Que toma liberdade com a Ciência. Que não se enquadra em parte alguma.

Mas contenta-me que o submetam à ácida prova de experimentação pessoal. As coisas nele registradas constituirão, necessariamente, um desafio ao convencionalismo. É de se esperar que nada tenham de ortodoxo. Não obstante, quem as prove não as achará deficientes.

Escreveu-se este livro a pedido de numerosos estudantes que ao Yoguismo já devem a sua vida mais longa e mais feliz. É apenas uma introdução sucinta e popular a um assunto vasto e fascinante. Como tal, ele só pode delinear um esboço, mas o suficiente — penso eu — para ensejar uma investigação da parte dos mais céticos. E apenas lhes rogo que a façam com mente aberta.

Yoguismo é uma Ciência da Vida. Seu escopo é tornar mais tolerável o viver moderno. Sua proclamação é que, seja qual fôr a sua situação, leitor, e quer o elevem ou abaixem as marés da fortuna, a sua experiência máxima da vida pode ser condicionada por sua própria vontade.

É por ignorância que a maioria de nós dilapida a saúde, a felicidade, ou as perspectivas de uma jornada longa e cheia de êxitos. Mas podemos substituir essa ignorância pelo conhecimento, — mediante o estudo de nós mesmos.

Se o amigo leitor desejar mais esclarecimentos, escreva-me, que considerarei um prazer orientá-lo.

DESMOND DUNNE

Insight House,
New Malden,
SURREY,
Inglaterra.

Capítulo I

POR QUE YOGUISMO?

Vida longa e felicidade! Duas coisas que devem andar sempre juntas. Uma sem a outra é apenas metade do necessário. A natureza não apresenta espetáculo mais patético do que o de um velho ou velha miserável. Exceto, quiçá, o de uma jovem vida ceifada no frescor de uma ardente e esperançosa juventude.

Numa ordem social ideal, os homens viveriam vida longa e feliz, mantendo, em sua velhice, todos os seus poderes em plena maturidade. E quando digo "velhice", refiro-me a um século ou mais. Charles Henry Arnold, o britânico mais idoso, escreveu com a idade de 110 anos:

> "Certamente não estou decrépito nem inválido. Sou ainda muito ativo, e meu cérebro possui ainda a qualidade de ser capaz de funcionar de maneira perfeitamente normal. Minha saúde geral é excelente. Vocês podem ver em mim um exemplo vivo dos benefícios a tirar da prática dos estudos de Yoga, que combinam o poder do pensamento e da concentração. À Yoga atribuo a minha longevidade."

Uma vida longa e feliz é algo que todos nós podemos desfrutar. *E nunca é demasiado tarde para começar.* Se agora você é jovem, a Yoga será um seguro investimento para o seu futuro. Se você é idoso, será melhor do que uma especulação comum. Eis o testemunho de dois informes de simples principiantes:

Aos setenta anos escreveu um de meus estudantes:

> "Todos os meus amigos confirmam os benefícios que experimentei e dizem que em minha saúde notaram uma

11

notável mudança para melhor. Sempre vivia sob tensão nervosa e nunca soube como relaxar convenientemente. Agora sinto-me cem por cento melhor "

Outro estudante relata em seu 81º. aniversário:

"Experimentei uma melhora notável; tanta, que a notaram meus amigos e conhecidos. Uma cor delicada, agilidade mental e aparência geral de robusta saúde. Numerosas pessoas observaram que eu agora aparento ter sessenta anos. O senhor mantém um curso de lições melhor do que o que podem oferecer os psicólogos, pois oferece o que eles podem oferecer e até mais. É maravilhoso!"

A julgar pelo que referem muitos livros modernos, o homem nada conhecia de sua personalidade até o advento da Psicologia no século XX. Mas não é recente a luta empreendida para arrancar da Natureza o segredo da vida longa e da felicidade. Essa luta é perpétua. Naturalmente, nestes tempos materialistas, ela assumiu uma forma materialista. Anunciam-se agora novas drogas "miraculosas", que são expostas com monótona regularidade.

Gozam sua moda efêmera novas fórmulas de injeção e de terapêutica glandular. A medicina moderna faz muito nesta direção, porém os estimulantes mais poderosos parecem ainda fadados a exercer apenas um efeito passageiro. As drogas e injeções adicionam à vida uma luz extra e bruxulante, mas invariavelmente lhe sucede uma recidiva. Não se pode confiar em que dilatem e aprofundem nossa capacidade de viver.

Não, se os homens quisessem prolongar seus dias e encher até as bordas a sua taça de felicidade, em nada os ajudariam as drogas e enxertos glandulares. Necessitam buscar um elixir em outra parte. A velha ciência da Yoga os convida a olhar para o seu *interior*. Os que atingiram a casa dos sessenta — diz a Yoga — estão ainda na primavera da juventude. No Oriente os yogues sabem como prolongar a vida pelo espaço de mais de cem anos, conservando intactas as suas faculdades mentais e físicas. O que fazem, também podemos fazer.

Para nosso próprio bem, nós, ocidentais, devemos abandonar a cruel e estúpida idéia de sermos "demasiado velhos aos quarenta anos". O senso comum já refutou essa idéia, mas a superstição permanece nas fileiras de "Lugares Vagos". Enquanto o homem ou mulher não atinge a casa dos quarenta, são limitadas e desordenadas as suas experiências da vida. Leva-se quarenta anos ou mais para polir as arestas de uma personalidade sensível. É incontestável que então nos achamos em melhor forma para servir nossos semelhantes.

Toda a vida civilizada é uma luta constante contra a morte e a miséria. Qualquer sistema que possa prolongar nossa vida e aumentar nossa felicidade deve, então, compensar nossas investigações. A Yoga proclama realizar ambas as coisas. Não é de surpreender, pois, que esteja despertando grande interesse entre povos ocidentais. Estes são em parte influenciados pela curiosidade e pelo vago sentimento de que esta antiga filosofia tem algo importante para ensinar-lhe. Infelizmente, são poucas as investigações sérias. Para a vasta maioria, a Yoga permanece uma incógnita. Prevalecem as mais curiosas noções quanto ao significado dessa palavra, sem dúvida devido às comédias de atores de palco. Com a pretensão de fazer "demonstrações" de Yoga, essa gente prega alfinetes em sua carne, deita-se em leito de pregos, ou insiste em ser fotografada apoiada verticalmente sobre a cabeça. É supérfluo dizer que esta espécie de exibição não tem nenhuma conexão com a genuína Yoga, que é objeto de estudo sério há pelo menos três mil anos.

Entretanto, o presente livro é, sobre Yoguismo, uma adaptação moderna de antigos fatos e teorias yóguicas. Essa adaptação visa auxiliar as pessoas educadas a estender e enriquecer seus dias. É uma tentativa para orientar uma antiqüíssima tradição, de sorte a ser compreendida e aplicada por pessoas de nossa época. Todavia, antes de apresentar o Yoguismo como tal, devemos examinar nosso material básico. É imperiosa uma definição clara da palavra "Yoga". Literalmente significa "União", porém mais simplesmente pode ser descrita como sendo um processo de auto-educação. A Yoga mostra como, pelo estudo de nosso temperamento e emoções, podemos entrar na posse de uma saúde perfeita, conseguir maior contrôle mental e físico, e obter maior "domínio" sobre nosso próprio destino.

Os *Upanichades* primitivos (Escrituras orientais) definiram a Yoga no sentido inglês de *Yoke* (Canga), ou de União com

Deus. Comentadores posteriores, notavelmente Bhoja, ensinaram o diametralmente oposto: *des*-união, isto é, uma extensão maior do Eu. Assim, parece que, em sua forma tradicional, a Yoga compreendeu tanto realização do Eu, como realização de Deus, segundo a atitude do seu praticante.

Estas sutis especulações podem parecer ociosas à arguta mentalidade ocidental, mais interessada em benefícios imediatamente "práticos". Numerosos leitores não se sentirão especialmente ansiosos por "união com Deus". Talvez estejam mais imediatamente interessados em escapar de suas úlceras de estômago, pressões sangüíneas, complexos e frustrações. E deve-se admitir que a Filosofia é uma precária cataplasma para uma dor no abdômen, e que nem saldará os vossos débitos. Os "fatos" duros da vida, como os chamamos, precisam ser encarados "realisticamente". Precisamos "descer à terra".

Esta é uma das razões por que as formas tradicionais de Yoga (consistindo, como o são, de teorias abstratas e abstrusas) precisam ser reexpostas e adaptadas. A não ser assim, a longa vida e felicidade que a Yoga indubitavelmente oferece continuarão fora de nosso alcance.

De todas as formas de Yoga, a mais popular é certamente a conhecida como sistema *Hatha*. Tem por objetivo lograr completo domínio sobre o organismo físico. Ensina-se aos discípulos como suprimir toda atividade voluntária e involuntária, até mesmo como dominar o sistema nervoso autônomo, uma façanha aparentemente impossível. Que não é impossível, os hatha-yogues o têm demonstrado deixando-se enterrar vivos, suprindo totalmente todos os movimentos respiratórios, parando as batidas do coração, os movimentos peristálticos dos intestinos, e assim por diante, o que constitui uma prova-mestra, parece-me, do poder da mente sobre a matéria.

Evidentemente, tais conquistas não representam a ambição de toda gente. De fato, sua execução impõe disciplinas tão severas que o ocidental comum as acharia intoleráveis.

Originalmente, todo o objetivo da Hatha-Yoga era preparar o corpo para o desenvolvimento espiritual. Isso, e somente isso, justificava tão espantoso controle físico. Mas nos tempos modernos, mesmo entre expoentes orientais, perdeu-se de vista o alvo inicial. Na atualidade, muitos hatha-yogues confundem os meios com o fim. Suas conquistas explicam as surpreendentes histórias contadas pelos visitantes retornados da Índia. Mesmo prescindindo das fraudes, truques e charlatães, cujo número é legião, subsistem provas incontestáveis de "milagres" executados por genuínos hatha-yogues. É estarrecedora a sua imunidade à dor e a sua habilidade para suprimir sensações físicas; mas isto era antigamente ensinado como um degrau para um desenvolvimento superior, espiritual. Os yogues primitivos se comprometiam a não ser violentos em suas ações, a ser absolutamente verdadeiros em toda a sua linguagem, a nunca roubar, a ser castos em todos os seus pensamentos e libertos de todas as possses mundanas. Todo o seu treinamento tinha um objetivo espiritual. Em busca de pureza e satisfação, praticavam a mais rígida austeridade. Seus corpos eram, assim, purificados para receber o que os cristãos chamariam o Espírito Santo.

Um outro sistema de Yoga, conhecido como *Bhakti*, se baseia quase inteiramente em práticas devocionais. Seus adeptos procuram a felicidade por meio do amor e da adoração. Conseqüentemente, suas idéias têm uma forte base emocional. Isto os distingue dos *jnana-yogues*, que desenvolvem discernimento e auto-análise extremos mediante prolongados atos de concentração e meditação.

Em nossa maneira de pensar, mais prático é o sistema conhecido como *Karma-Yoga*: o caminho da ação. Os membros deste grupo obtêm sua felicidade e vida longa pela prática de ações altruístas e cultivo de uma atitude de completo desapego a recompensas materiais. Segundo as palavras do *Bagavad-Gita*, eles "renunciam ao apego aos frutos, e são indiferentes aos resultados de todas as ações, presentes e futuras, e a louvores e vitupérios, por igual".

O pináculo dos sistemas de Yoga atinge-se em *Raja-Yoga*, e está muito acima do alcance de qualquer explorador ocidental. Raja-Yoga incorpora algo de cada um dos outros métodos, e de muito mais. Visa sobretudo conseguir domínio completo do temperamento e emoções flutuantes. Ensina seu expositor, que devemos interromper nosso pensamento de maneira tão simples deliberada como quando comprimimos um botão de luz elétrica. Aprendemos a esquivar-nos completamente de todas as associações mundanas. O sentimento e o pensamento formam um curto-circuito completo quando atingimos o *Samadhi* ou perfeita bem-aventurança. Nesta condição, cremos que nossa consciência se absorve no Infinito, e assim passamos nossos dias em infindável bem-aventurança.

Existem outros refinamentos destes sistemas básicos de Yoga. Por exemplo, a *Mantra-Yoga*, pelo qual se aumenta a sensibilidade pela repetição de certas afirmações místicas; *Kundalini-Yoga*, que ensina uma técnica para despertar energia nervosa adormecida; e *Laya-Yoga*, baseada em abstinências, retraimento dos sentidos e concentração profunda, até que, finalmente, o discípulo imerge sua consciência em Deus.

Do que precede se evidencia que a palavra Yoga comporta uma multiplicidade de interpretações. É também claro que não se pode seguir seriamente nenhum dos sistemas tradicionais, sob as condições normais da civilização. As exigências e disciplinas são tão severas e radicais, que qualquer tentativa seria temeridade e loucura. Além disso, cada sistema presume a assistência de um Guru (ou instrutor) pessoal para o Chela (ou discípulo). O Chela tem de dedicar toda a sua vida ao estudo da Yoga.

Mesmo no Oriente, são mui poucos os Gurus genuínos. Ah! muitos são os que se engalanam deste tão antigo e honroso título, porém que não passam de meros neuróticos que esperam, receitando para moléstias de outros, encontrar um escape vicarial das suas próprias.

Anualmente, centenas de devotos hindus escalam os Himalaias em busca de grutas e *ashams* (escolas) que se supõem habitadas por Gurus. Mas voltam depois de haverem descoberto apenas outros estudantes em busca, como eles, do ilusório Guru.

Se, pois, a Yoga é tão multifária e a instrução autêntica tão difícil de se obter na Índia, seu berço, como pode um ocidental esperar iluminação? Ele não tem, como o oriental, tempo para empreender longas viagens a retiros distantes. Não pode despender meses em indulgente meditação. Tem um lar e família para manter, uma profissão a exercer, um padrão de mentalidade mundana a satisfazer. Todo o seu modo de vida, com seus ruídos, sua escravidão, sua artificialidade, é completamente inadequado para o estudo sério e permanente requerido por todas as formas tradicionais da Yoga.

Um amplo golfo, que nenhuma ponte pode abarcar, separa a vivência oriental da ocidental. Infelizmente, este é um fato ignorado pela maioria dos tradutores de textos sânscritos, com o propósito de revelar a "verdadeira" Yoga. Esquecem-se estes bem-intencionados escritores que o sânscrito original era uma língua condensada e reticente, sem nenhuma afinidade com o moderno inglês. O povo que a empregou pouco teve de comum com a civilização do século XX. Conseqüentemente, as traduções literais de textos sânscritos sobre Yoga podem conduzir a interpretações muito curiosas. Podem-se ler descrições de posturas yóguicas, extraídas "intactas" de fontes sânscritas, com afirmações peremptórias como: "Esta postura destrói todas as moléstias". Uma declaração destas jamais teve em mira uma aceitação absoluta, quando foi simplesmente sugerida na língua sânscrita, há mais de dois mil anos. Outro trecho foi assim traduzido para o inglês: "Por este *Danta-Dhauti* toda a espécie de moléstia cardíaca é completamente curada". Uma terceira tradução: "Este *mudra* dá o poder de levitação". Quão ridículo! Como se qualquer exercício mental ou físico obrasse tais maravilhas!

Contudo, a civilização ocidental necessita enormemente dos indubitáveis benefícios psicológicos derivados da prática yóguica. Um destes, a paz interna, talvez seja seu maior desejo. Tendo participado de duas guerras, com uma terceira pairando no horizonte, todos nós partilhamos de um intenso e instintivo anseio de paz. Procuramos paz mental e paz espiritual, como a que se diz nos proporciona a aplicação da Yoga. Sob as condições da vida moderna, é utópica esta paz profunda e duradoura. Mesmo aqueles que zombam da velha preocupação dos yogues pelos assuntos do espírito, admitirão que a nossa tensa e frustrada civilização anela a paz sobre tudo o mais. Podem repudiar o yogue como um pobre e parvo louco, mas em seus corações lhe invejam o sentimento de auto-suficiência e felicidade.

No mundo ocidental, nenhum de nós é tão independente que esteja inteiramente liberto do impacto geral das pressões

17

econômicas. A função de "ganhar a vida" se torna ano a ano mais competidora e irritante. O dilema que ela propõe lança todos na mesma armadilha. "Cedo ou tarde, ganhando ou perdendo, desperdiçamos as nossas forças", pela simples razão de que não é possível outro gênero de vida. Com que resultado? Uma úlcera gástrica, "nervosismo", pressão sangüínea? Mesmo quando o corpo não sofra, a mente fica logo imprestável para gozar os frutos de um retiro. Numerosas pessoas se afanam a vida inteira a mealhar bastante dinheiro para um feliz retiro. Quando se lhes corta o nó do trabalho, surpreendem-se ao achar-se sem ter o que fazer. Trabalham o máximo de horas todos os anos de sua vida, sonhando com uma casa de campo em seu país, ou um recanto à beira-mar. Afinal, quando dispõem de tempo para aproveitar, não têm idéia de como empregá-lo. A doença e esgotamento roubaram-lhes o encanto do retiro. Em tais circunstâncias, não há alegria na longa vida, pois para eles a própria vida perdeu a sua finalidade.

Contudo, não há nenhuma razão para que o homem ou mulher medianos que atinjam a casa dos setenta, não possuam uma robusta disposição física e mental, e não a conservem durante muitos anos. O poder do yogue oriental sobre o corpo prova ser isto possível. Pergunta-se: *como?* Não podemos transformar a Sra. Jones numa hatha-yogue: Deus nos livre! Seu corpo não lhe permitiria executar as complicadas posturas que fazem parte do treinamento do hatha-yogue. Nem pode o Sr. Smith, que compra mercadorias para revendê-las durante o dia com uma margem de lucro precário, dedicar seu lazer noturno à Raja-Yoga, como com a súbita transformação de sua ética nos negócios. Com efeito, se a Sra. Jones e o Sr. Smith fossem induzidos a fazê-lo, apenas estariam tentando viver duas vidas ao mesmo tempo, o que é uma façanha impossível a envolver um perigoso desequilíbrio nervoso.

A primeira coisa, pois, a ser feita por qualquer ocidental que se interesse pelo estudo da Yoga, consiste em abandonar toda idéia de praticá-la em sua forma tradicional. Sendo evidente que não há nenhum outro sistema "autorizado" de Yoga — ao contrário existem muitas versões tradicionais em conflito — por que não adaptar um sistema às modernas necessidades ocidentais? É exatamente isto o que desenvolvi e tenho ensinado com êxito a vários milhares de estudiosos. Isso prova ser exeqüível a transição do Oriente para o Ocidente, e dos tempos antigos para os modernos. E isto sem a ajuda do misterioso Guru! Está provado que o melhor de todos os Gurus é a palavra escrita. É este o meio pelo qual chegaram até nós os antigos ensinamentos sânscritos através da ponte do tempo. Ademais, a ausência de um Guru pessoal remove um alçapão que ameaça toda tentativa para seguir a senda tradicional da Yoga. São bastante numerosos os que buscam um Guru, não por sabedoria, mas para satisfazerem suas fraquezas internas. Querem-nos com o objetivo de uma autofuga. Almejam esvaziar em seu colo os seus próprios cuidados e responsabilidade, para assim tornarem a vida simples e fácil. Mas o Yoguismo — este nome dou à minha versão pessoal da Yoga — começa por afixar retangularmente responsabilidades ao estudioso. Ele e mais ninguém pode conseguir a sua salvação. Seu progresso depende de seus esforços pessoais.

Em resumo, Yoguismo é uma síntese dos antigos ensinamentos de Yoga, adaptada às necessidades dos dias de hoje. Foi complementado pelas descobertas da moderna Psicologia. Ambos se fundem num sistema unificado, combinando os frutos do Oriente e do Ocidente, dos tempos remotos e do século XX.

O resultado é algo ao mesmo tempo velho e novo. Foi a Yoga que me sugeriu a idéia de que certas ações inconscientes que executamos diariamente, poderiam ser ampliadas de maneira tal que aumentassem grandemente os nossos poderes recuperativos. Estas funções naturais são indispensáveis à vida humana. Sem respiração, morreríeis. Sem repouso, vos desgastaríeis. Sem pensamento, seríeis inconscientes. E sem ação, nada conseguiríeis.

No Yoguismo selecionei estas quatro funções básicas humanas para estudo e desenvolvimento especiais, porque me pareceu que proveriam tudo quanto necessitamos para enriquecer a vida. Cada função foi fracionada em suas partes componentes. Depois, através de uma apurada observação de seus diferentes elementos, pude desenvolver uma técnica de melhor vivência, que desde aí tem sido testada e experimentada por homens e mulheres de todos os tipos, que normalmente consideramos muito velhos. Os benefícios alcançados foram, em primeiro lugar, de ordem física. Quer dizer, auxilia a absorver as pressões e impulsos do viver diário. Isto conduz, no devido curso, ao desenvolvimento de maiores reservas de energia nervosa, o que, por sua vez, capacita o indivíduo a ampliar a sua esfera de serviço à família e à comunidade.

Todos os que adotam esta técnica se tornam cidadãos mais sadios e mais felizes. Experimentam um aumento de autoconfiança, mais domínio sobre os detalhes de sua vida e maior habilidade para solucionar difíceis problemas pesssoais que comumente deprimem a energia nervosa. Sobretudo, aumenta a vitalidade e aliviam-se indisposições de muitos tipos, quando não são definidamente neutralizadas, mercê de um renovado afluxo de autofé.

É admissível que se trate de uma audaciosa pretensão. Ao formulá-lo, compreendo que seja recebido ceticamente. Mas não peço a ninguém aceitá-lo fiado apenas em minha palavra. Há uma abundância de fatos para examinar. Pode-se provar que minha técnica de Relaxamento Profundo abranda as sensações de tensão e ansiedade. Após haverem praticado esse relaxamento, os estudantes se sentem invariavelmente aliviados e fortificados; seu testemunho é esmagador. Complemento desta técnica é a Contração Profunda, um sistema de exercício que desenvolvi de antigos *sanas*. Este sistema difere fundamentalmente da cultura física comum, desde que, ao contrário da última, não requer numerosas repetições de uma dada série de movimentos físicos. Na Contração Profunda, um estiramento simples, natural e agradável, é desenvolvido e prolongado até o máximo de sua extensão. Envia-se assim um fluxo de sangue estimulador a todas as partes do organismo, cuja sensação de fadiga é imediatamente substituída por outra de energia e frescor.

O passo seguinte consiste em desenvolver a técnica que tenho chamado de Respiração Dinâmica. Desenvolvi-a da antiga arte yóguica de *pranayama,* uma vez mais unindo as descobertas tradicionais e modernas no que um dia será conhecido como "ciência" da respiração. Até aqui a Respiração Dinâmica tem sido uma fonte inexplorada de energia, que qualquer um pode aprender a praticar.

Finalmente, minha técnica de Concentração Dinâmica atualiza antigas pesquisas concernentes à vigilância mental e à eficiência pessoal. Estes exercícios também se baseiam no processo normal da concentração.

Ora, quem quer que esteja preparado para dedicar um pouco de tempo ao estudo destes passos ou etapas para uma vivência mais plena, não pode deixar de prolongar a sua vida. E o que não é menos importante, ele viverá seus acrescidos anos de maneira *mais feliz*. Minhas pesquisas mostram que qualquer pessoa de mediana inteligência pode se beneficiar da aplicação dos princípios do Yoguismo. Não se exigem quaisquer aptidões especiais, nem há qualquer limitação de idade.

A civilização impõe tantas restrições enfadonhas, que mui poucas são as pessoas em condições de gozar uma vida plena, seja em termos de anos, seja a felicidade pessoal. Contudo, paradoxalmente, em geral não se percebe quão humilhante e repressiva se pode tornar a vida para as massas. Assim, no próximo capítulo investigaremos brevemente o tipo de vida relatada pela pessoa mediana que vive sob as tensões, pressões e deficiências de hoje. Mediante este quadro, poderemos comparar a transformação experimentada pelas pessoas que praticam a Yoga. E desta comparação poderemos descobrir que, para todas as nossas conveniências, nós, os ocupados ocidentais, podemos ainda aprender do Oriente.

Nossa evolução tem-nos levado a uma única senda de descobertas, e nossas conquistas diferem radicalmente das do oriental. Naturalmente que nos sentimos orgulhosos de nosso incomparável gênio científico, embora seja trágico parecer que nos achamos à beira de guerra. Certamente, possuímos mais confortos materiais do que os que sonharam os antigos filósofos. Sob muitos outros aspectos, também somos grandes, talentosos e poderosos.

Mas começa a despontar no Ocidente a compreensão de que a longa vida e a felicidade — os reais fundamentos da vivência — o abandonaram. Estamos aprendendo que estes dons não podem ser obtidos por invenções científicas. Estamos aprendendo que não podem ser absorvidos de um frasco, enxerto ou glândula medicinal.

Os antigos filósofos do Oriente podem ter ignorado os raios atômicos e todas as outras mortais parafernais desenvolvidas pelos nossos sábios contemporâneos. Os antigos estudavam a vida, e isto é uma coisa de que nós, em nossa sabedoria, quase não nos lembramos; uma coisa que nossa ciência triunfante ignora freqüentemente.

E se nós procuramos *realmente* a vida abundante, não é claro que quanto mais cedo repararemos esta omissão, tanto melhor será nossa oportunidade de viver mais e de gozar felicidade?

Capítulo II

ATITUDE DO OCIDENTAL PARA COM A VIDA

Qual é a reação do homem comum para com a vida? É feliz? *Está* satisfeito? *Sente* que compensa o esforço? Ou julga-se frustrado, infeliz, desiludido? O que é que ele sente exatamente? Convidei a Observação Pública ("Mass-Observation") a entrevistar um setor representativo da população de um distrito de Londres, acerca de suas reações em face da vida. A Observação Pública é uma organização especializada neste tipo de investigações das massas. Pareceu-me que a sua experiência única e capaz fixaria esta matéria melhor do que qualquer teoria.

É, com efeito, surpreendente quão pouco sabemos da vida de outras pessoas: de seus sentimentos internos e de suas convicções não expressas. Assim, para levar a efeito esta investigação, movimentou-se um intrincado e valioso instrumento de pesquisas segundo as modernas diretrizes científicas. Amplamente falando, formularam-se as perguntas para descobrir em que extensão são os indivíduos afetados pelas aflições que caracterizam a vida civilizada: falta de energia, frustração, senso de ausência de propósitos. Formulou-se também uma pergunta suplementar para verificar a reação do público à palavra "Yoga". Foi necessária esta pergunta para avaliar se o setor entrevistado era realmente representativo. Era importante que a amostra *não* contivesse estudantes de Yoga, porém incluísse mais do que isso depois. Estudemos primeiro o relatório da Observação Pública. Ouçamos as suas próprias palavras:

Em resposta à pergunta "Sente você que tem tanta energia quanto o desejaria?", pouco mais da metade dos indi-

23

víduos entrevistados respondeu "sim". A proporção de "sim" era notadamente maior entre os homens do que entre as mulheres, e entre os mais jovens do que entre os grupos de mais idade.

Os resultados podem ser assim dispostos:

Bastante energia	52 por cento
Energia *não* bastante	47 por cento
Ignorada	1 por cento
	100 por cento

Aos 47 por cento do exemplo total, que sentiam insuficiência de energia, perguntou-se depois: "O que lhe dá sensação de que não tem bastante energia". Alguns descreveram os sintomas que os haviam levado a esta crença; comumente consistiam de excessivo cansaço e debilidade geral. Todavia, a maioria foi além da pergunta literal, e explicou o que lhe parecia constituísse as causas de sua falta de energia.

Em resposta à pergunta "No conjunto, você diria que está obtendo da vida tudo quanto queria dela, ou não?", 46 por cento do exemplo total deu resposta negativa ou duvidosa, ao passo que 44 por cento respondeu afirmativamente. As mulheres (60 por cento) estavam mais convencidas de fracasso do que os homens (52 por cento).

Não obtêm o que querem da vida (ou duvidosos)	56 por cento
Obtêm o que querem	44 por cento
	100 por cento

Os que declararam que, no conjunto, não estavam obtendo o que careciam da vida, foram em seguida interrogados sobre o que, no seu entender, os estava impedindo de fazê-lo. De todos os que responderam a esta segunda pergunta,

- 81 por cento deu respostas que se podem subordinar ao título "condições materiais", e
- 33 por cento alegou motivos que se podem classificar sob o título "condições mentais e espirituais".

Os 81 por cento que culpavam as condições materiais, se dividiam nos seguintes grupos:

50 por cento respondeu "dinheiro insuficiente".
27 por cento mencionou condições de trabalho e de vida (p. ex.: alimentação, moradia, privações, serviço desagradável).
4 por cento alegou decidida falta de saúde.

Também acentuaram com freqüência o alto custo da vida. Muitas das respostas fizeram carga na falta de dinheiro e privações. Igualmente se incluíram na categoria "condições de vida" algumas respostas que inculpavam o governo ou "o sistema".

As respostas dos 33 por cento que alegaram "condições mentais e espirituais", não foram tão facilmente classificadas. Todavia, aproximadamente incidiram nas seguintes divisões:

9 por cento: falta de tempo, vagar, distração.
6 por cento: problemas e responsabilidades de família.
4 por cento: fracasso em esperanças e ambições.
4 por cento: falhas próprias, falta de iniciativa.
2 por cento: dificuldade de relações pessoais.
2 por cento: preocupações.
6 por cento: respostas variadas.

Prosseguindo na pesquisa, formulou-se em seguida a pergunta: "No que, se for o caso, você se sente frustrado?" A proposição das pessoas que responderam "não sei", foi ligeiramente maior do que a anterior, atingindo neste caso 26 por cento. Excluindo estas, as respostas incidiram nas seguintes categorias:

67 por cento, amplamente falando, mencionou circunstâncias materiais.
41 por cento, amplamente falando, alegou circunstâncias mentais e espirituais.

Da primeira categoria:

24 por cento mencionou dinheiro.
19 por cento indicou suas condições de vida, moradia, privações, etc.
17 por cento alegou seus serviços.
7 por cento citou definitiva falta de saúde.
———
67 por cento.

Da segunda categoria:

9 por cento: relações pessoais.
7 por cento: fracasso em suas esperanças, ambições.
5 por cento: aborrecimentos.
4 por cento: cansaço:
4 por cento respondeu: "Aplica-se a mim, mas não estou certo de que jeito".
12 por cento deu respostas variadas.

---

41 por cento.

É de se notar que estas perguntas, particularmente, provocaram respostas mui diversas, e que, quanto mais explícitas foram as pessoas, tanto mais difícil foi classificar suas respostas para uma formulação estatística. Por isso, adicionaremos um número considerável de citações diretas para auxiliar a completar o quadro.

"Consumi-me procurando conseguir alimento e torná-lo saboroso, e depois minha família prontamente o devorava sem perceber minha azáfama para torná-lo apetitoso". (*Housewife*, 57).

"Preciso acertar minha vida. Passei vinte e cinco anos no exército e detestei-o; naquela época não havia nada que fazer, não se conseguia nenhum trabalho. Quando saí, apliquei minhas economias em meu negócio. Agora elas se foram, não obstante houvesse eu labutado duramente. Tudo isso por causa do governo". (*Car-Hire Service Owner*, 58).

"Estou num serviço de arrasar-me a alma. Detesto-o, mas tenho de conservá-lo por motivos de família. Eu gostaria de poder criar algo que me satisfizesse; procuro fazer de meu serviço um passatempo, mas não é o suficiente". (*Civil Servant*, 45).

"Parece que sou incapaz de resolver um problema. Não posso enfrentá-lo, ponho-o de lado, mas ele me retorna à noite, e sinto-me abandonado. Considero isso uma frustração". (*Domestic Science Instructress*, 52).

"Como ser humano, com a crença de que sou um espírito, toda a luta por progresso espiritual envolve frustração, sem o que não seria luta. Jamais posso imaginar um momento em que me sinta inteiramente livre de frustração, correlata inevitável do progresso. Sua forma varia à medida que vario; em princípio está sempre presente. É o duro terreno em que a nova vida tem de se inserir qual uma lâmina cortante". (*Civil Servant*, 47).

"Não sei realmente o que quero, mas quero coisas diferentes. Agonia-me o tédio; nada há que fazer. Não me sinto infeliz, mas simplesmente embotado. Sinto-me deveras feliz quando trabalho". (*Factory Worker*, 25).

"Quero fazer mais por minha família, mas não posso. Quando a cerveja está demasiado alta, quando meus patrões me espicaçam sem razão, quando não posso pegar no sono, quando minhas úlceras me atormentam, fico muito mal-humorado e grito com minha mulher e filhos. Entristeço-me depois, mas não posso induzir-me a confessá-lo". (*Nightwatchman*, 46).

Com o intuito de verificar se o consultado possuía algum conhecimento do assunto, formulou-se a pergunta suplementar: "O que significa para você a palavra *Yoga*?" Pelo quadro abaixo se verá que cerca da metade dos consultados tinha apenas uma idéia muito rudimentar sobre o significado desse vocabulo. Aproximadamente 36 por cento destes, ou 20 por cento de todas as pessoas entrevistadas, respondeu que Yoga era algo forasteiro:

44 por cento: "não sei.
26 por cento: "uma religião," "um homem religioso".
16 por cento: "um sistema de exercícios".
4 por cento: "um sistema de domínio mental e físico".
10 por cento: respostas variadas.

Quanto a idade, sexo e rendimentos, as pessoas entrevistadas se compunham do seguinte:

Sexo — 49 por cento de homens
51 por cento de mulheres
Idade — 16-24 anos .... 16 por cento
25-44 anos .... 42 por cento
mais de 45 anos .... 42 por cento
Rendimentos — Menos de 3 £ por semana 13%
3 — 4 £ por semana 12%
4 — 5 £ por semana 38%
£ 5 10s. — £ 10 por semana .. 31%
Mais de 10 £ por semana 6%

Aqui termina a análise da opinião pública empreendida pela Observação Pública. Revela que o homem médio sente a necessidade de algum estímulo para um viver mais feliz, mas ignora ser o Yoguismo uma solução. Em vez deste, ele procura um novo dom físico ou material que o ajude a aliviar os seus problemas.

Será o Yoguismo uma solução? Prosseguindo na investigação acima descrita, solicitei à Observação Pública que encetasse uma nova pesquisa, apenas restrita aos resultados descritos pelas pessoas que se achavam efetivamente estudando Yoguismo. Se suas experiências diferem das do homem ou mulher medianos, em que consiste essa diferença?

Foram devidamente analisados mil relatórios, apresentados espontaneamente por estudantes da Escola de Yoga. Esta análise "não deixou a menor dúvida de que a média dos estudiosos da aplicação dos princípios do Yoguismo está mais do que satisfeita com os resultados obtidos; com efeito, sente-se mais enérgica, decidida e feliz com o resultado de seus estudos."

Eis, em suas próprias palavras, o segundo relatório da Observação Pública. Prova quão diferente pode tornar-se a vida quando observada de um ponto de vista vantajoso:

> Nossa análise demonstrou muito claramente que quase todos os estudantes do Yoguismo encaram os efeitos imediatos do Curso como nitidamente benéficos. O tom decidido da maioria de seu testemunho espontâneo não deixa a menor dúvida de que o Curso os estava beneficiando e freqüentemente, de várias maneiras. Muitos deles estavam entusiasmados.
>
> Apenas um por cento (isto é, dez dos 1.000 relatórios examinados) se sentiram, no final de seu treinamento, incapazes de dizer se haviam achado úteis quaisquer das lições.
>
> Além desta disposição geral para admitir o valor do curso, havia amplo comentário favorável e muitíssimo espontâneo. Freqüentemente se elogiava o treinamento no Yoguismo, não somente por sua eficiência em aliviar sintomas específicos, como também, e mais positivamente, pela melhora do bem-estar geral do corpo e da mente. Numa escala muito ampla variavam os melhoramentos específicos.
>
> Os extratos seguintes de relatórios de estudantes de Yoguismo são típicos dos numerosos que atestaram este processo:
>
> > "Agora tenho cútis clara, temperamento calmo e confiança no futuro".

> "Aumentou a capacidade de meus pulmões; tenho o tórax maior, e também melhorei a tenacidade e resistência".
> "Sinto-me mais apto e mais feliz".
> "Tenho mais paciência e não me estafo".
> "Senti uma melhora geral tal que posso afirmar que em determinado tempo executarei uma determinada tarefa, e a executo, mesmo que o rádio estja ligado".
> "Tenho sentimentos mais borbulhantes, e meus amigos começaram a notar que a cor de meu rosto é natural, nada artificial".

Alguns se mostraram mais entusiastas e sentiram que haviam experimentado uma melhora mais profundamente radicada. Eis três exemplos, típicos de muitos outros:

> "Sinto as idéias mais claras. Observo e percebo melhor do que o fazia há muito tempo passado. Noto que começo a selecionar meus pensamentos e atitudes, e fico animado por saber que de agora em diante não estarei mais sujeito a depressão, e sei como evitá-la. Encontro neste Curso tudo quanto tenho estado procurando".
> "Estou definitivamente mais calmo e plácido, mais desperto para as coisas boas da vida. Interesso-me mais pelo lar e pelos serviços que faço".
> "Sinto que meu eu natural começou a esforçar-se. Minha mente e corpo estão trabalhando em paz e íntima harmonia".

O valor do Yoguismo parecia basear-se em seus efeitos *físicos* imediatos, tal como aumento de aptidões, flexibilidade e relaxamento corporais. Por outro lado, as lições de Yoguismo, a par da apreciação dos seus "bons conselhos" gerais, foram avaliadas principalmente por sua orientação na consecução da concentração e domínio da mente. Geralmente, porém, o benefício mais freqüentemente mencionado do Curso (mais vivacidade e aptidão corporais), era um efeito mais físico do que psicológico, e no conjunto, os benefícios físicos pareciam ser relatados com mais freqüência do que os mentais.

Nas etapas primárias e médias do treinamento de Yoguismo o benefício mais amiúde mencionado dos exercícios yóguicos era a sensação de relaxamento ou restauração que produziam. Todavia, na complementação do Curso estes efeitos parecem ser substituídos pela sensação de maior vivacidade, aptidões e flexibilidade físicas.

Além disso, de cada 100 estudantes adiantados de Yoguismo que responderam, disseram que tinham achado úteis os exercícios:

QUADRO 1 (*)

28: sentiram-se fisicamente mais ágeis e aptos;
24: perderam excesso de gordúra, ou ganharam em flexibilidade física;
17: sentiram-se fisicamente mais relaxados;
11: aprenderam a respirar ou a respirar mais fàcilmente;
10: livraram-se de várias indisposições;
10: libertaram-se de gripes ou resfriados;
4: alijaram a indigestão, distúrbios estomacais, prisão de ventre, etc.;
2: dormiram melhor e mais repousantemente.

Deve-se ter em vista que estes relatórios e todos os demais aqui analisados, foram inteiramente espontâneos. Houvessem sido os estudantes inqueridos especificamente se se sentiam mais ajustados e se haviam se libertado de indisposições especiais, etc., seria provável, com base no volume de testemunhos dados espontaneamente com esse fim, que as percentagens teriam sido muito mais elevadas. No entanto, as acima expostas já são muito expressivas, pois apresentam as coisas que primeiro acudiram às mentes dos estudantes, ao relatarem à Escola os seus estudos.

Por outro lado, mencionaram-se mais freqüentemente os efeitos físicos das lições de Yoguismo. De cada centena de estudantes adiantados de Yoga que responderam, disseram que haviam achado úteis as lições:

QUADRO 2 (**)

23: as Lições deram-lhes bons conselhos físicos;
9: as Lições tornaram-nos fisicamente mais ágeis e aptos;

(*) As percentagens excederam mesmo de 100; o Quadro está incompleto, porque muitos mencionaram mais de um tipo de melhora.
(**) As percentagens são menos de 100, porque muitos mencionaram efeitos mais mentais do que físicos. Estes resultados devem ser considerados conjuntamente com os do Quadro 4.

5: as Lições ensinaram-lhes o domínio da respiração ou a respirar mais facilmente;
5: as Lições tornaram-nos fisicamente menos tensos;
4: as Lições ajudaram-nos a perder gordura ou a ganhar em flexibilidade física;
4: as Lições libertaram-nos da indigestão e distúrbios estomacais;
2: as Lições ajudaram-nos a dormir mais facilmente ou mais repousantemente;
2: as Lições livraram-nos de várias outras indisposições.

Ademais, um terço de todos os estudantes adiantados de Yoguismo relatou acharem-se fisicamente mais ágeis e aptos, e um oitavo informou que estava dormindo melhor. Outros mencionaram melhoras que vão de uma visão física mais eficiente à libertação de prisão de ventre e de indigestão. Diversos disseram que se sentiam melhores ao se levantarem pela manhã. Foram muito variadas as satisfações do tipo físico, porém aqui vão alguns exemplos:

"Você se surpreenderá de saber que apesar de minha idade avançada, empreendi a tarefa de cimentar, sozinho, o passeio de meu jardim, com um concreto de 4 polegadas, e que fiz um bom serviço. Atribuo-o à força incomum obtida por meio de exercícios. Na próxima semana, se Deus quiser, começarei a pintar ao ar livre".

"Definitivamente me sinto melhor de saúde, e tenho também tentado deixar de fumar. Sinto-me como se houvesse melhorado em todos os sentidos".

"Minha cintura está reduzida, assim como, e em grande parte, a gordura que me envolvia o pescoço e as bochechas. Após um dia de trabalho, não me sinto quase cansada".

"Posso dispensar os óculos, que usei durante doze anos. Desapareceu a dor que eu tinha no lado esquerdo do peito".

Como razões da satisfação proporcionada pelos exercícios de Yoguismo, alegaram-se mais os efeitos físicos do que os psicológicos; não obstante, havia também um maior bem-estar mental.

Para os principiantes, os benefícios psicológicos consistiam principalmente numa capacidade aumentada para o relaxamento e descanso mentais, embora, no final do Curso, se mencionasse uma escala maior de melhoras mentais. De cada 100 estudantes adiantados de Yoguismo, disseram que os exercícios eram eficazes:

QUADRO 3 (*)

8: ostentavam uma aparência mais calma;
6: experimentavam maior relaxamento mental;
5: tinham mais poder de concentração e domínio mentais;
2: sentiam-se mentalmente mais ágeis e aptos;
2: maior sensação de autoconfiança;
1: sentia-se mais bem-humorado.

Embora no conjunto predominassem mais as razões físicas do que as mentais, a razão mais freqüentemente mencionada para atestar a utilidade do Curso de Yoguismo, era o aumento de capacidade para concentrar e dominar a mente. Tanto no meio como no final do curso, uma *quinta parte* foi unânime em citar este resultado das lições de Yoguismo. De cada centena de estudantes adiantados que acharam todas as lições úteis:

QUADRO 4 (*)

21: gozavam melhor domínio mental e poder de concentração;
6: sentiam-se mais autoconfiantes;
5: mantinham uma atitude mental mais calma;
3: sentiam-se mentalmente relaxados;
3: haviam sido obrigados a compreender o que estudavam;
2: tomaram uma atitude mental mais otimista;
2: ressumavam mais jovialidade, uma sensação de força ou vibratilidade.

Evidentemente, os pontos fortes da importância do treinamento do Yoguismo são, pelo menos como efeitos imediatos, a concentração e domínio mentais mais eficientes. Inda-

---

(*) Estas percentagens são inferiores a 100, porque representam apenas parte do quadro completo. Devem ser consideradas em conjunto com os resultados físicos apresentados no Quadro 2.

gados diretamente se seu poder de concentração havia melhorado, apenas um estudante adiantado de Yoga, em cada cem, respondeu negativamente.

Finalmente, estudantes adiantados mencionaram melhoras psicológicas adicionais, não incluídas acima. Uma quinta parte disse que havia melhorado o seu "domínio mental" e "concentração", e uma outra quinta parte sentia-se "mais calma".

Assim, de maneira geral, o benefício psicológico principal que os estudantes de Yoguismo parecem sentir é um aumento de capacidade para controlar e acalmar suas mentes e emoções. Os exemplos seguintes são mais ou menos típicos desta reação, bem como de outras de fundo mais psicológico do que puramente físico:

"Desenvolvi um sólido conceito geral de coisas que, antes, me teriam desconcertado. Agora consigo um raciocínio calmo e equilibrado".

"Agora mantenho-me mais sereno, não tão irritadiço quanto antes; posso sentar-me sossegado — coisa que durante algum tempo fui incapaz de fazer, pois havia me esquecido como relaxar — e parece que perdi aquêle sentimento de tensão".

"Eu era habitualmente irascível; pela menor coisa estourava com minha mãe (que se acha presa ao leito), e depois me acabrunhava muito por causa disso. Mas agora sinto-me condescendente para com suas manias e caprichos. Assim, *ambos* nos sentimos mais felizes".

"Parece que me acho totalmente impregnado de um novo espírito. Lenta, mas firmemente, está se esvaindo o devaneio mental, e com ele, a preocupação. Sinto-me mais seguro de meu eu, tanto no serviço como nos divertimentos".

"Com a irascibilidade agora controlada, sou tolerante para com os outros e com seus hábitos outrora irritáveis. Disposição mais entusiasta e menos mórbida. Autoconfiança. Renascimento do conceito religioso".

Assim chegamos às conclusões a extrair de nossas investigações. De cada cem estudantes adiantados de Yoguismo, cujos relatórios foram analisados: (*)

(*) As percentagens excederam de 100, embora o Quadro esteja incompleto, pois muitas pessoas mencionaram mais de um tipo de melhora.

50 relataram maior vivacidade e aptidões físicas;
18 alegaram perda de gordura corporal e aumento de flexibilidade corporal;
30 mencionaram melhora no domínio mental e do poder de concentração;
19 declararam que se sentiam mais calmos.

Aumento de aptidões físicas e de domínio mental parecem ser, pois, os benefícios imediatos mais salientes na prática do Yoguismo, embora o exame dos relatórios dos estudantes indique, como já se mencionou, que também se experimentou amplamente uma grande variedade de benefícios de diferentes espécies, que vão de uma aparência melhor até a libertação de uma fadiga e de uma larga classe de indisposições.

As notas seguintes indicarão a amplitude deste entusiasmo:

RELATADOS POR PRINCIPIANTES DE YOGUISMO

Apenas um por cento disse não haver achado os exercícios *nada* benéficos. Porém sentiu que os exercícios de Relaxamento Profundo e Respiração Revitalizadora eram particularmente úteis.

Os principais benefícios mencionados foram *físicos*: relaxamento e descanso, vivacidade e aptidões físicas maiores; alívio do catarro e limpeza dos canais nasais.

E no lado mental (menos freqüente) relaxamento e descanso, vivacidade e aptidões maiores.

RELATADOS POR ESTUDANTES MÉDIOS DO CURSO

Os principais benefícios físicos foram vivacidade e aptidões; controle de respiração e respiração mais fácil; libertação do catarro e limpeza dos canais nasais; libertação da prisão de ventre e da indigestão.

Os principais benefícios mentais mencionados foram: domínio mental e concentração maiores, visão mais calma e mais nítida. Os primeiros foram mencionados com mais freqüência do que qualquer benefício físico.

RELATADOS POR ESTUDANTES ADIANTADOS

Os principais benefícios físicos agora reiterados foram: vivacidade e aptidões maiores, melhor controle da respiração, e relaxamento.

Os principais benefícios mentais agora reiterados foram: domínio mental e maior poder de concentração.

O exercício mais freqüentemente mencionado como benéfico, foi a técnica do Yoguismo da "respiração" (cerca de 24 por cento).

A razão principal dada para provar o êxito foi: aumento de vivacidade e aptidões; ausência de excesso de peso; mais agilidade corporal, e relaxamento físico maior.

Os principais benefícios notados foram: aumento de calma, e maior controle e concentração.

Oitenta e seis por cento concordou em que sua concentração estava melhorando. Aumento de domínio mental e de concentração foi dado como a principal razão da utilidade das lições de Yoguismo.

À medida que prosseguiam no Curso, as pessoas apresentavam as mais diversas razões para achar os exercícios úteis ou benéficos. Relaxamento e restauração físicas foram dadas como o principal benefício inicial, e mais tarde, vivacidade e aptidão físicas maiores.

Esta análise de mil relatórios, espontaneamente apresentados, não deixa a menor dúvida de que a média dos estudantes que adotam o Curso de Yoguismo, está mais do que satisfeita com os resultados por ele produzidos.

Assim terminam a análise e a confirmação da Observação Pública dos benefícios auferidos pelas pessoas ocidentais que adotaram o método do Yoguismo para um viver mais saudável e feliz. Este relatório testemunha de maneira clara e independente:

1.º — que se encontrou um meio de aplicar, na época moderna, os antiqüíssimos preceitos para uma vida mais plena;

2.º — posteriormente, que se descobriu um meio pelo qual pode o Ocidente prático fazer uso do misticismo do Oriente.

Quatro mundos podem assim se encontrar: o antigo com o atual, o Oriente com o Ocidente.

Vimos os hiatos que a Civilização abre na vida da média das pessoas. Um dos progressos modernos — o censo da opinião pública — nos capacitou para efetivamente medi-la com alguma precisão científica. O censo também analisou friamente a vida mais feliz experimentada por aqueles que têm aplicado as técnicas do Yoguismo.

Agora, basta de estatísticas. Você, leitor — assim o espero — se convenceu, por esta expressiva força do testemunho independente, de que existe aqui algo que merece atento exame. Por que ser miserável, frustrado, doentio, exausto, se se pode ser feliz, bem-sucedido, bom e forte? Por que, *por quê?*

Ponha de lado o ceticismo e dúvida, enquanto faz uma experiência da fórmula do Yoguismo. Reserve seu pensamento até que por si também possa falar do ponto de vista favorável desta nova esfera de experiência.

Vire a página e dê o seu primeiro passo em prol de sua libertação pessoal. Aprenda como libertar seu cérebro e seu corpo do maior flagelo da vida civilizada, que é o estado de hipertensão. Conquanto não seja uma moléstia na acepção aceita, é a primeira e pior barreira contra a sua longevidade e felicidade.

Capítulo III

PRIMEIRO PASSO PARA A LIBERTAÇÃO

Todo leitor deste livro já vem praticando Yoguismo, embora sob forma empírica. Mas sem instrução, tal aplicação instintiva geralmente carece de precisão. Daí o permanecer a vida árida onde poderia estar borbulhante. Digo ser este "geralmente" o caso, porém existem certas bem conhecidas e afortunadas pessoas que topam acidentalmente com o segredo do sucesso. Ao contrário de você, elas levam à prática suas técnicas de Yoguismo ao ponto de experimentarem benefícios tangíveis.

Você já vem praticando Yoguismo em parte, porque basicamente é uma coisa simples e natural. Ele simplesmente estende certas bem conhecidas atividades ao estágio em que elas transformam o viver cotidiano numa vida plena e intensa. Estas atividades já foram identificadas como consistindo em respirar, repousar, pensar e agir. E conquanto o repouso não seja o mais importante das quatro, ele é, certamente, neste excitado século, o de mais urgente necessidade. Seu estudo também ilustrará como o Yoguismo resolve as funções naturais em seus detalhes componentes, de sorte a conseguir uma autêntica técnica para ampliar o benefício que elas são possíveis de conceder. Noutras palavras, o que até aqui se tem desenvolvido hesitantemente no proscênio, é trazido para o palco aberto e torna-se uma função solene. Permita-se-nos demonstrá-lo.

A pressa é a maior maldição da Civilização. A criança de hoje deve saber, no mínimo, dez vezes mais do que o que conheceram seus avós na mesma idade. O vasto cabedal de informações que o adulto mediano tem de absorver para executar seu trabalho diário, e manter conversações inteligentes, teria atordoado nossos avós.

Hoje os acontecimentos se desenrolam cem vezes mais depressa do que jamais: pelo telégrafo, telefone e rádio. Movemo-nos cem vezes mais rapidamente pela rodovia, ferrovia, mar e ar. A todo momento estamos sendo bombardeados por desenvolvimentos ainda mais novos, comunicados *via* rádio, telefone, jornal, cinema e televisão.

Compare-se esta cacofonia com o quadro que deleitou a vida de seu avô. Êle viveu calmamente, vizinho ao seu trabalho. Não viajou por trem ou ônibus, não voou pelo ar nem se internou nas entranhas da terra. Êle teve sempre o seu horário e uma parte do dia sem ser molestado. A balbúrdia de um escritório ou fábrica modernos o teria deixado atônito. Este ruído e barulho contínuos são nocivos à saúde e, ao procurar alguém superá-los, pode levar seus "avós" a tal grau de tensão que acabe rompendo-os.

As invenções modernas, longe de dar mais lazer ao homem, servem principalmente para aumentar-lhe o movimento ou atividade. Há sempre mais coisas para ele fazer; há sempre informações recentes para ele conhecer. Mas também não há nenhum repouso, nenhuma folga, nenhum relaxamento.

O ônus desta contínua tensão e irritação vê-se nas freqüentes irrupções de indigestão, querelas, um crescente complexo de inferioridade, fadiga nervosa, etc. Se analisarmos este fenômeno, notaremos que o ritmo moderno da vida é a raiz geradora de todo o desconforto.

Quando perdemos o nosso bom humor, é comumente porque atingimos um ponto que não podemos superar. Noutras palavras, a causa é puro esgotamento. O sentimento de fadiga é igualmente devido ao esforço excessivo. "Na ronda" de dias e noites, em vão diligenciamos por manter-nos em nível com novos excitamentos, exigimos demasiado de nossas mentes sobrecarregadas e de nossos mal nutridos corpos. Algumas pessoas permanecem acordadas até altas horas da noite e vão deitar-se completamente exaustas. Dormem mal e acordam com suas energias não reconstituídas. Depois saem e aceitam mais encargos, e ainda se admiram quando caem doentes.

A maioria das doenças pode ser relacionada com um período precedente de corrida, pressão ou tensão não naturais. Hoje em dia, de cada dois mortos de mais de quarenta e cinco anos de idade, um morre vitimado por moléstia cardíaca. E qual o tipo da pessoa mais sujeita a essa moléstia? É o atarefado profissional ou o alto responsável pelo executivo administrativo, isto é, o tipo que vive habitualmente de seus nervos e trabalha todas as horas.

Há um quarto de século, rara era a queixa de úlceras duodenais. Hoje constituem um lugar-comum. Semelhante à colite — notoriamente devida a nervos tensos e estafados — esta doença moderna é um reflexo da necessidade comum de relaxamento.

Também, o "complexo de inferioridade" é um subproduto de uma personalidade exausta e frustrada.

E que é o "nervosismo" senão o pobre e mal-usado método empregado pelo corpo para indicar sua clamorosa necessidade de repouso?

Apreenda o fato de que cada concentração muscular envolve um impulso precedente, e compreenderá quanto poderá o relaxamento suavizar os reclamos nervosos. Com o relaxamento você pode atender às indicações dos nervos. Isto permite afrouxar e repousar os músculos, sem o que eles oscilarão ou permanecerão "atentos". Quando relaxados, eles permanecem flácidos, e portanto, durante qualquer período de relaxamento forçado, diminui a descarga nervosa, quer o indivíduo esteja ou não consciente disso. Com isto não só gozam de repouso os músculos, mas também descansam os nervos. Contudo, quanto tempo, durante o dia, dedica você ao relaxamento?

Lorde Northcliffe é um exemplo dos que, vivendo totalmente à custa de seus nervos, consomem-se muito antes de sua hora marcada. Aos vinte e três anos de idade fez fortuna com o seu jornal *Answers;* poucos anos depois seu fértil cérebro inspirou o *Daily Mail*, e posteriormente, outros empreendimentos lhe surgiram à frente, para suas conquistas.

Este fascinante gênio deixou após si um sulco de estupendas realizações. Trabalhou dia e noite acumulando fortuna, fama, influência. Hoje, muitos anos depois de sua morte, a

"Fleet Street" ainda freme com as anedotas de sua vulcânica atividade. Todavia, Northcliffe poderia ter vivido muito mais tempo para inspirar a Humanidade, se houvesse aprendido uma única lição: o segredo do relaxamento.

Por um golpe de boa sorte, descobriu Winston Churchill a técnica de Relaxamento, embora apenas na hora H. Em 1915, colocado à testa do Almirantado, estafou-se tanto "que minhas veias ameaçavam estourar... Dominava-me grande ansiedade e não sabia como livrar-me dela". Veio-lhe a pintura em socorro. Depois, com o escoar dos anos, aprendeu a dispensar por completo a tensão. A pintura lhe ensinara os meios, e ele foi lesto em aprender-lhe a moral. Na Segunda Guerra Mundial, suportou fardos que teriam esmagado a maioria dos outros homens. Com efeito, durante a guerra em que Churchill capitaneou todas as forças da Democracia e enfrentou firmemente as mais severas pressões pessoais, sua personalidade se inflamou e vicejou. Por que? O fato é que quando as suas baterias se esgotavam, ele simplesmente tornava a carregá-las. Parava e imediatamente relaxava. Tornou-se-lhe isso tão simples como mudar de sobrecasaca.

Talleyrand foi outro estadista hábil que adquiriu esta arte. Quando as coisas se tornavam difíceis ele entrava sempre "em conferência". Neste caso "entrar em conferência" significava escapulir para a cama. Ali ninguém ousava perturbá-lo. Ele meditava em seu problema, e depois, havendo considerado todas as possibilidades, virava-se para o lado e relaxava. Queria "despertar" revigorado, pronto como uma águia para a ação, e com a solução clara em sua mente.

Sem dúvida que Northcliffe, Churchill e Talleyrand são exemplos extremos. Comparados com suas fascinantes carreiras, o homem e a mulher medianos levam uma vida muito insignificante. Contudo, nós, também, estamos sujeitos a imensa pressão, embora em escala menor. Por isso, tanto quanto os misteres do estadista ou magnata bem-sucedidos o exigem, nós também temos necessidade deste dom de relaxamento.

Certamente o relaxamento é muito mais agradável — e mais eficaz — do que lançarmo-nos a acessos de nervosismo, ou mergulharmos no desespero, quando as coisas conspiram contra nós.

Não há dúvida de que não é nova a idéia de relaxamento. Faz parte integrante de todo tratamento terapêutico. Infelizmente, raramente é compreendido, mesmo pelos médicos, e significa muito mais do que ir simplesmente para a cama. Pode ser feita num banco, enquanto se viaja num trem, porém muitíssimo melhor é deitar-se de costas no assoalho!

A não ser que (como o Sr. Churchill) você desenvolva esse "dom" instintivamente, o relaxamento tem que ser aprendido

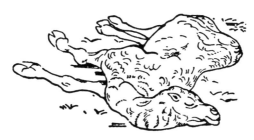

Do mundo animal muito podemos aprender acerca do Relaxamento Profundo. Esta pose graciosa, desenhada da vida, mostra um camelo relaxado, de maneira que poucos humanos poderiam imitar. Note-se como está o corpo mergulhado numa placidez graciosa, elegante, satisfeita e repousante.

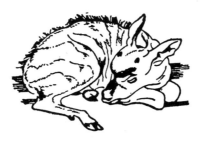

Outra observação objetiva da vida animal, mostrando o perfeito repouso. Sentimo-nos continuamente cansados e esgotados porque nós, humanos, nos esquecemos completamente como relaxar. Tanto quanto esta tenra corça, todo ser humano necessita do tonificante estímulo do verdadeiro relaxamento profundo.

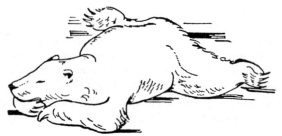

Esta tranqüilidade polar encerra uma lição para os visitantes dos Jardins Zoológicos! Visitamos os Zoológicos para "relaxar", mas os que estão atrás das grades sabem certamente algo mais sobre o relaxamento do que os seus observadores tensos e frustrados.

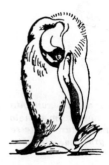

Entre as aves o relaxamento assume formas características. Este real pingüim se porta como se em nada o preocupasse o mundo. E tal era o seu estado na hora em que se lhe traçou o perfil, pois ele dormia.

Outra maneira de relaxar, conquanto não recomendável aos humanos! Esta frágil borboleta pode permanecer absolutamente imóvel; nenhum ser humano poderia copiar sua integral tranqüilidade, sem se submeter a anos de prática.

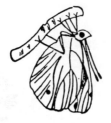

pela prática. Idealizei uma rotina que pode ser seguida em qualquer ocasião, e especialmente quando você mais necessitar de repouso; por exemplo, durante um intervalo de um dia trabalhoso, excitante ou enfadonho.

Quando você não saiba mais que fazer, e tudo pareça bloquear seus esforços, ao invés de prosseguir na batalha com suas forças exangues, aproveite a oportunidade para relaxar. Mais tarde você retornará à ação, revigorado. Mas há de ser um relaxamento *profundo*, não apenas o relaxamento comum, se você quiser experimentar reimpulso integral.

Relaxamento profundo significa aliviar a mente e o corpo de toda a tensão e contração conscientes. A própria palavra "relaxar" dá-nos a chave deste processo. Deriva-se do latim *laxare*, que denota soltar ou afrouxar. Esta interpretação original tem muito mais significado do que a idéia moderna de "relaxar" pela substituição de um movimento por outro. O Relaxamento Profundo ensinado no Yoguismo capacita-nos a "abandonar" tantos músculos e tantos pensamentos quantos possíveis, deixando que o cérebro e o físico se "afundem" completamente; se você prefere, é uma atitude de resignação total.

Esta técnica baseia-se na antiga postura yóguica, ou *asana*, conhecida como *Savasan* (termo sânscrito correspondente a "postura da morte"). Os Yogues estudaram atentamente a vida animal e basearam nestas suas observações a maioria de seus exercícios. Notaram eles que certos animais passavam o inverno dormindo, e num sono tão profundo que tinham toda a aparência de estar mortos. Ursos, morcegos e até o ouriço comum sabem como permanecer durante meses sem alimentação, e imóveis, neste sono estranho semelhante a um êxtase. Mesmo fora da hibernação, todos os animais podem relaxar a seu bel-prazer, e seguramente muito mais do que a média dos seres humanos.

O cão e o gato comuns têm até resistido à sua domesticação ao ponto de reterem sua faculdade de Relaxamento Profundo. Observe como o seu cão gira em círculos preparatórios antes de espojar-se no chão. Seu corpo se torna um peso morto, cada músculo é colocado em completo repouso. É que seu cão é um perito em relaxar e, como todos os animais, acomoda-se muito sensivelmente à posição horizontal, isto é, alinha o seu corpo ao assoalho. Esta é a melhor posição também para o relaxamento humano. É necessária certa soma de concentração muscular (ou o que os fisiologistas chamam *tono*) para evitar que um corpo erecto desmorone sob o seu próprio peso. Assim, mesmo que você aprenda a minha técnica de Relaxamento Profundo, e no decurso do tempo procure praticá-la numa poltrona ou numa viagem ferroviária, nunca será tão bem sucedido como quando a pratica recolhido no seu próprio quarto e na posição horizontal. Nos estágios mais aprofundados do relaxamento subsiste sempre um resíduo de contração muscular. Naturalmente é isto mais pronunciado quando os músculos têm de manter o corpo erecto.

Existem cerca de 400 músculos em cada lado de seu corpo e não menos de vinte somente no antebraço! A maioria deles se acha além de seu raio de sensação consciente. Parecem executar suas operações automáticamente.

Ora, se o relaxamento envolve colocar nossos músculos em repouso — e, numa grande proporção é este o caso — então devemos focalizar os principais grupos musculares de nosso conhecimento. Quando você relaxa estes músculos maiores, os músculos subsidiários se acomodam. Para ilustrar, consideremos o oposto ao relaxamento: a contração.

Quando você ergue seu braço, faz infinitamente mais do que contrair o músculo deltóide. Um batalhão de músculos ancilares, na maioria fora do reino da consciência, é imediatamente convocado à ação. A tensão entra em jogo, pois *todos* os músculos se contraem ou encurtam por um aumento de tensão (sem alguma tensão você não poderia movimentar-se). O que acontece é que o impulso nervoso é enviado do cérebro para os músculos ligados à movimentação de seu braço. Estes músculos se contraem sob a tensão, e assim se ergue o braço.

No decorrer de um dia você realiza uma multidão de movimentos de que se acha completamente inconsciente. Com efeito, durante todas as suas horas de vigília há uma drenagem constante de energias através da multiplicidade de movimentos desnecessários que você permite se realizem. A maioria das pessoas nem sequer pode permanecer quieta enquanto sentada. Quando não se mexem de um lado para outro, jogam o seu peso de uma perna para a outra, tamborilam com os dedos, encolhem os ombros, fazem beicinho com os lábios, franzem o sobrecenho; um exato feixe de *movimentos*. Não importa que os chamemos de "nervosos" ou "hipertensos". Não admira, pois, que essas pessoas se queixem de fadiga e exaustão já nas últimas horas do dia. É mesmo de surpreender que, após uma incessante movimentação durante todo o dia, ainda lhes reste alguma energia nervosa ao anoitecer.

Ora, nenhum destes reflexos ocorre sem uma causa. Pois da mesma maneira que os impulsos conscientes nos capacitam a erguer o braço para pôr o nosso chapéu, também os impulsos subconscientes jazem no fundo de todas as demais ações empreendidas por nossos músculos. Somos conscientes da contração muscular quando estendemos a mão para segurar algo; mas podemos estar totalmente esquecidos do fato de que estamos tamborilando impacientemente em nossa escrivaninha enquanto aguardamos um chamado telefônico, ou seguramos as lapelas de nosso paletó enquanto estamos entretidos numa animada conversação.

Por certo, mesmo os movimentos deliberados, de que estamos plenamente conscientes, são acompanhados de numerosas contrações musculares desconhecidas. *Sir* Oliver Lodge certa vez observou-me que se conhecêssemos todas as ações requeridas para andar, nunca sairíamos do leito.

Cada músculo se constitui de centenas de milhares de fibras independentes, cada qual com seu próprio telefone nervoso. E assim, para cada movimento físico, não apenas um músculo, com suas centenas de milhares de conexões nervosas, mas todos os grupos de músculos, cada qual com suas centenas de milhares de telefones, são convocados para os Centros de Ação! A simples movimentação de nosso dedo mínimo envolve um gasto apreciável de inteligência e energia nervosa. Podemos estar conscientes apenas da *vontade* de movermos nosso dedo, porém no teatro subconsciente de nossa mente tem que se detalhar, organizar e esquematizar um conjunto de operações sistematizadas, tão complicadas como manobrar na planície uma divisão militar.

Considere, pois, o leitor, as multifárias atividades deste tipo, que se somam num simples dia; ou a pressão extra, sobreposta quando você impele as coisas a uma alta velocidade. Que colossal dispêndio de planejamento e energia! É de se estranhar, pois, que, ao anoitecer, esteja você freqüentemente exausto, completamente "esgotado"? A fadiga total pode torná-lo um indigente; e *sua* miséria, você o sabe, pode logo contaminar outros e lançá-los no mau humor.

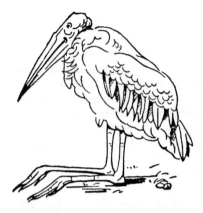

Silencioso, imóvel, este velho e prudente marabu toma a sério o seu repouso. Corretamente equilibrado sobre seus jarretes, ele não é susceptível de ser perturbado pela maldição humana da insônia.

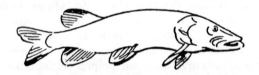

Enquanto se move ociosamente pela água, este peixe cação é uma ilustração de movimento gracioso, sem esforço; um belo exemplo de como relaxar, mesmo em atividade.

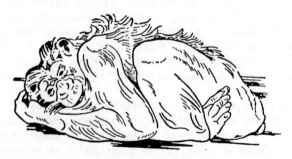

Este chimpanzé parece preferir a idéia humana de relaxamento: firmemente amontoado, com os músculos mais contraídos do que repousados. Um ótimo exemplo de como NÃO fazer isso! É por mera coincidência que um animal tão afim com a família humana relaxe de maneira tão diferente?

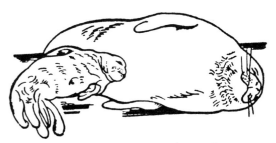

Uma foca fêmea com sua cria no gêlo ártico. Sempre se vêem os animais em sua posição mais relaxada quando descansam com sua cria. Pode ser um dos métodos da Natureza para revelar o segredo.

Encaremos agora isto por outro prisma. Primeiro, uma pergunta: Pode você duvidar de que a redução da descarga nervosa desnecessária o ajudaria a diminuir a pressão, e a tornar-lhe mais atraente o longo dia? Não, certamente. Ocupar-se do relaxamento faz parte do senso comum. Sem dúvida não é necessário a gente apoquentar-se com o relaxamento de todas as centenas de milhares de fragmentos musculares. Nem mesmo com muitos músculos que não se pode sentir. Todos nós precisamos pensar nos músculos proeminentes do esqueleto, naqueles que sentimos atuar quando fazemos um movimento voluntário. Aprenda a relaxar estes grupos musculares maiores, e os demais se alinharão numa resposta automática.

O primeiro passo para o Relaxamento Profundo é, pois, *cultivar o desejo de gozá-lo*. Criado este, você está a meio caminho da satisfação. Eis por que tenho estado empenhado em estimular o seu interesse por esta técnica de Relaxamento Profundo, e — espero — instilar em seu íntimo o desejo de experimentá-la. Já devo ter dito o bastante para convencê-lo da necessidade de relaxar freqüentemente. Agora podemos tratar da maneira prática de relaxar. Alguns leitores achá-la-ão mais fácil do que outros. O tipo muito nervoso achá-la-á extremamente árida, e, todavia, são esses os que mais necessitam dela. Porém até os que a acham difícil no começo, podem dominá-la com o tempo, aplicando suficiente perseverança. Devem lembrar-se, à medida que fazem suas tentativas ainda não de todo eficazes, de que qualquer profundidade de calmo relaxamento é melhor do que nada. Mesmo um período de modesto relaxamento propiciará certa soma de descanso. Aqui, como em todas as artes, é pela prática que se desenvolve a destreza em atingir profundidades.

Estude estas primeiras regras: Você deve: (1) querer relaxar; (2) compreender que isso não é uma novidade, porém uma prática antiqüíssima e evidentemente racional; (3) decidir a fazê-lo em intervalos regulares; e (4) compreender que o Relaxamento *Profundo* não pode ser forçado. Noutras palavras, não cometa o erro de tentá-lo de maneira demasiado árdua, pois isso simplesmente o impediria de relaxar totalmente. Moderada, suave, paciente, deve ser a sua linha de introdução. Se a tentar de maneira demasiado árdua ou tornar-se impaciente, você criará um sentimento de tensão, o qual implica em contração muscular, que é justamente o que nos esforçamos por evitar.

Escolha um lugar e uma hora durante a qual esteja seguro de não ser incomodado. Isto é vital. Você faz a tentativa de eliminar toda sensação. Se alguém irrompe subitamente no quarto, você será arrancado abrupta e desagradàvelmente de seu enlevo. Portanto, o lugar destinado ao Relaxamento Profundo deve ser tão plácido quanto possível. (O acidental ruído de tráfego é menos perturbador do que o som rítmico de maquinários ou o tique-taque regular de um relógio.)

Tendo escolhido o cômodo, você deve a seguir escolher a posição que adotará durante a busca do relaxamento. A melhor posição é no solo. O leito é demasiado fofo e complacente; você poderá cair no sono. Embora isso fosse preferível a nada, o tipo de Relaxamento Profundo preconizado pelo Yoguismo não visa substituir o sono, mas suplementá-lo. Ambos são estados completamente diferentes, e cada um deles tem sua própria qualidade distintiva.

O sono comum não repousa completamente o corpo, nem a metade do que se imagina. Um cochilo de meia hora após o lanche ou o jantar é um bom hábito, mas é preferível um Relaxamento Profundo de dez minutos. Pode-se estar confinado à cama durante anos, cochilando de hora em hora, de dia e de noite, e contudo sentir-se genuinamente exausto e cansado. Se você imagina que o sono comum está livre de tensão, pense outra vez. Durante oito horas de sono, o período médio livre de movimento é de cerca de doze minutos, e para muitas pessoas, ainda menos. Durante o sono você está a todo tempo contraindo os músculos, ajeitando e mudando sua posição, para não falar da inquietação mental causada por sonhos. O Relaxamento Profundo difere inteiramente do sono, porquê, entre outras coisas, elimina toda contração muscular.

Assim, se convier, escolha o solo, não a cama, para o Relaxamento Profundo. Isto significa estender um tapete para deitar-se, e talvez outro tapete para vedar o ar encanado pelas fendas do assoalho. É claro que o comodo deve estar livre de ar encanado e de calor, se você quiser ali estender-se e descansar. Receio advertir serem estes requisitos os mínimos para as suas primeiras experiências. Mais tarde, você não deverá ser tão exigente acerca de seu ambiente. Mas para obter rapidamente uma profundidade satisfatória de relaxamento, você precisa estar livre de frio, vento encanado, ruído e perturbações.

Suponhamos que você esteja deitado de costas no assoalho; talvez sinta as beiradas das tábuas duras, mas é preferível isto do que um leito fofo. Não cometa o erro de ajeitar-se de quando em quando, à procura de uma posição mais "cômoda": havendo assumido uma postura confortável, com o peso proporcionadamente distribuído, mantenha-a. Deve impedir os movimentos; qualquer mudança de posição alterará a seqüência. Procure distribuir exata e uniformemente o seu peso sobre o solo, e resolva, aconteça o que acontecer, deixar o seu peso e postura ali, inalterados.

Agora estique um braço, perna, ou mesmo seu pescoço ou pés: qualquer parte do corpo. Estique-a energicamente, faça os músculos se contraírem, *estude o que acontece*. (Você se surpreenderá como as partes bastante afastadas do centro de operações se contraem simpaticamente. Por exemplo, um punho fortemente cerrado o fará sentir contrações ao erguer seu braço, e ao encolher seus ombros e costas.) Mantenha a posição esticada enquanto você analisa estas sensações em detalhe, e depois deixe. Este é o Passo número Um completo.

Agora, como seu próximo passo para o Relaxamento Profundo, estique de novo e energicamente, mas desta vez em movimento lento. Faça a distensão lentamente, e observe e anote cada sensação provocada por ela. De novo, mantenha a distensão enquanto faz um registro mental de tudo o que ocorre. Depois, ainda em lento movimento, "deixe esvair-se". É aqui que jaz o segredo do êxito; você deve deixá-la esvair-se tão lentamente quanto possível, *prolongando o processo "deixar esvair-se" além do ponto onde você cessou de estar consciente de tôda e qualquer sensação física*. Prossiga neste mecanismo de "deixar-se esvair-se", até atingir a etapa em que não mais *procura* relaxar, mas perdeu completamente todo sentimento de estar atento às parcelas anatômicas envolvidas.

Em suas primeiras tentativas, bastará dirigir sua atenção para uma parte apenas do corpo. Com a repetição, a aplicação destes princípios deve tornar-se mais geral, até que você cessa de pensar em áreas específicas e começa a relaxar todo o corpo como uma unidade coordenada. De tempo em tempo, à medida que você se torna consciente dos grupos musculares que têm escapado à sua atenção ou que, tendo sido relaxados anteriormente, se tornaram de novo tensos; por certo devem ser novamente relaxados. Mas lembre-se de não fazer demasiado "esfôrço" em suas tentativas iniciais. Tenha também em vista que *qualquer* êxito, embora pequeno, merece ser aceito; *qualquer* relaxamento é mais benéfico do que nenhum.

Tenho notado que os estudantes que começam preocupados com o que não podem fazer, obtêm depois sucesso com o que *podem* fazer. Portanto, no começo, não seja demasiado severo consigo mesmo, ou demasiado empaciente, ou demasiado exato. Contente-se com o êxito parcial. Você aprofundará seu relaxamento progressivamente, à proporção que prossiga na prática diária.

Depois de certo tempo, você desenvolverá uma seqüência definida de Relaxamento Profundo; fará a atenção cessar de saltar deste grupo de músculos para aquele. Descobrirá que é melhor principiar na cabeça e depois descer pelo corpo: relaxando grupos de músculos à medida que os encontra, afrouxando os braços desde os ombros, as pernas desde os quadris, e assim sucessivamente. Mas quando você houver completado esta revista mental e diminuido o sentimento de tensão e vigilância em linha contínua até os dedos dos pés, deverá retornar até as sobrancelhas, as pálpebras e os globos oculares. Pois são estas as partes anatômicas mais difíceis de relaxar; por sua proximidade, esta região é a mais estreitamente relacionada com o órgão visual. É quase certo existir aqui alguma contração que normalmente escape à nossa observação e necessite ser relaxada uma segunda ou terceira vez.

Esta é, pois, a técnica do Relaxamento Profundo, tanto quanto se pode apresentar num livro. Mas foi-lhe fornecido material suficiente para iniciar o trabalho, e os resultados devem encorajá-lo a perseverar na prática. Surge aqui a pergunta: Quantas vezes, e por quanto tempo, devem efetuar-se estes períodos de Relaxamento Profundo? — Que nunca sejam de menos de cinco minutos; não há tempo máximo. Se você puder dispor de quinze minutos, ou mesmo de meia hora, nunca o achará demasiado longo. De fato, nas etapas iniciais, os benefícios são proporcionais à soma de tempo que você dedicar ao relaxamento. Mais tarde, com o aumento da *profundidade,* haverá igual resposta para um período menor.

Quantas vezes? — Preferivelmente, no começo do dia, se lhe for possível. Não há nada como o Relaxamento Profundo para estabelecer o tom, por assim dizer, para um dia sossegado, bem controlado, feliz e vitorioso. Analogamente, é insuperável como preliminar para qualquer esforço especial, se praticado antes de se dirigir a uma reunião importante, por exemplo, ou de se engajar em qualquer prova dura.

Também à tarde, quando se retorna do trabalho ao lar, deve-se praticar o Relaxamento Profundo. Nada estraga tão prontamente suas poucas horas de lazer do que uma fadiga nervosa. Alije-a, pois, com um curto período de Relaxamento Profundo, durante o qual o efeito de um dia de irritações, tensões e emoções pode ser aplacado, drenado e substituído por uma condição mental refrescada e revigorada.

Muitas pessoas sentem mais necessidade de uma "recuperação" ao meio-dia. Geralmente procuram-na num espelho, e sentem depois sonolência toda a tarde. O Relaxamento Profundo lhes daria todo o "impulso" que necessitam. Suas mentes se tornariam mais claras e mais vivas e seu trabalho mais eficiente do que o conseguiriam por estimulantes artificiais.

Reserve ao Relaxamento Profundo um lugar em sua vida, diariamente, durante uma semana, e jamais retornará aos velhos hábitos. Você passará a acumular tanta energia quanto a que dispender. Com efeito, sem um período diário de Relaxamento Profundo, é impossível seu corpo ou mente galgar algo que se aproxime de cem por cento de eficiência. Lembre-se de que se *não* está relaxando, está tenso. E a tensão drena a energia. A *hipertensão*, que desponta quando você está excitado, "afobado" ou frustrado, drena energia ainda mais rapidamente.

Também, ao ter qualquer aborrecimento realmente grande, não se apavore. Parecer-lhe-á menor, e mais claro após um período de Relaxamento Profundo. Deite-se e relaxe da maneira como aprendeu. Se isso não lhe fôr viável, sente-se numa cadeira confortável, e faça os movimentos de relaxamento da cabeça aos pés. Depressa você eliminará o sentimento de ansiedade, e logo estará em condições de agir melhor. Terá estancado a tensão em sua nascente.

As mulheres devem anotar que tensão é sinônimo de envelhecimento. É ela que enruga a testa e encurva os ombros. Nada como ela para acelerar o seu coração. Se você quer envelhecer antes do tempo, não relaxe. Persevere nesse caminho. Envelheça, encarquilhe-se, consuma-se. Noutras palavras, não relaxe.

É possível seguir uma profissão muito ativa desde que haja períodos regulares de Relaxamento Profundo, para recuperar a energia despendida sob alta pressão. Se sua ambição é ocupar um cargo de direção e assumir pesadas responsabilidades, pouca perspectiva terá de longa vida e felicidade, a não ser que discipline o escoamento de energia nervosa, relaxando; quanto mais profundamente relaxar, tanto melhor. Se o não fizer, estará preparando para si um leito no hospital.

É certo que você pode ter também a sorte de trabalhar num ramo de atividade que exija cada vez menos de si. Então é a pressão que desce, e não você. Mas na maioria das administrações executivas espera-se que a gente faça milagres. Os recordes de ontem são metas a serem superadas amanhã. Naturalmente, estas circunstâncias precipitam os colapsos, não só de homens como de métodos.

Metade das perturbações deste mundo se devem às iniciativas e decisões de homens hipertensos e esgotados, que ocupam cargos de autoridade. São homens já cansados, que carregam um fardo demasiado pesado e simplesmente não podem enxergar corretamente ou agir claramente. Quem careça de repouso, não pode tomar decisões sábias. Deus sabe quantas guerras teriam sido evitadas no mundo se os estadistas houvessem apenas conhecido este segredo de Relaxamento Profundo.

A maneira mais segura de abreviar a vida é vivê-la como se o próximo momento fosse o último. Para os antigos yogues, não havia nada comparável à morte. Encaravam a morte como um novo mundo de oportunidades. Crendo-o de todo o coração, não viam utilidade em precipitar-se e afanar-se; relaxavam porque diante deles se estendia a eternidade. Portanto, o valor que atribuíam ao relaxamento nasceu de sua atitude profundamente mística para com a vida. É uma atitude que tem a sanção da experiência cristã. De fato, todas as grandes religiões foram encabeçadas por líderes que praticavam o relaxamento sob uma forma ou outra. Invariavelmente havia um período de retraimento dos cenários mundanos. Quando Jesus se internou no deserto, Êle praticou o relaxamento. Quando Êle disse: "O Reino de Deus está dentro de vós", quis significar que deveríamos entrar nesse Reino se quiséssemos conhecer a Sua Paz.

O Relaxamento Profundo conta também com a autoridade da História. Durante décadas foi a infância escolar inglesa dominada pela percepção subconsciente de que no famoso jogo de boliches de Drake ([1]) há alguma coisa especialmente significativa. A meu ver, essa percepção provém do sentimento instin-

---

([1]) *Sir Francis Drake* (1545-1596), almirante inglês, famoso por suas vitórias sobre os espanhóis de Filipe II. Auxiliado pelos temporais, foi ele o principal destruidor da *Invencível Armada*, enviada por aquêle monarca contra a Inglaterra. Aliás, a História também relata hábitos semelhantes adotados por Napoleão I, principalmente em suas campanhas militares. Era freqüente ele recuperar, em dez ou quinze minutos de "sono", as energias gastas em noites de intensa vigília. Muitas vezes fazia-o pouco antes de iniciar uma batalha; quando "acordava", não raro modificava os seus planos, ou, ao ouvir donde troavam os canhões inimigos, exclamava: "a vitória é nossa!" Embora pareça não ter sido dos mais sadios, seu físico foi de uma resistência espantosa. (*N. do T.*).

tivo de que Drake tinha razão de relaxar em face de um perigo mortal, pois uma breve distração entretida em meio da quietude o serviria melhor do que a debilitação de suas energias numa excitação belicosa.

Muito se tem dito acerca da tensão, porém é mister compreender que ela em si não é um mal; o prejuízo está na *hipertensão*. Sem tensão de qualquer espécie, não poderíamos flexionar os músculos. O que é errôneo é a tensão desnecessária, destrutiva.

Os boxeadores fracassam em aplicar o soco crucial, não por falta de energia ou habilidade, mas por estarem demasiadamente tensos. Em Wimbledom os espectadores viram o Campeonato de Tênis escapar das mãos de um brilhante jogador, porque ele estava demasiado tenso. (O ambiente da Quadra do Centro fica fortemente impregnado de alta tensão.) O jogador de bilhar erra sua tacada, não por haver confundido os ângulos, mas por estar demasiado tenso. O estudante talentoso pode saber as respostas corretas de um formulário de provas, porém, fracassa ao escrevê-las por se achar tenso demais. O candidato a um disputado emprego estraga suas oportunidades na argüição decisiva, por ser excessiva a sua tensão. O aspirante a pianista comete enganos no grande concerto, porque está demasiado tenso.

Mas o maestro, o campeão, o mestre de toda arte e ofício, triunfa porque sabe relaxar. Observe sua ação: os músculos não requeridos para as operações maiores são "afastados" temporàriamente. Êle não dispara inteiramente a descarga de energia nervosa, excitado, cabeça em brasas, assustado. Dá uma impressão de elegância e conforto: toda a execução parece simples e espontânea.

Se, pois, você aspira a êxito em qualquer campo de esforço — na arte, atletismo, negócios, golfe, colação de grau, não importa o que seja — reconheça na hipertensão uma inimiga, e no Relaxamento Profundo um amigo. Lembre-se do que lhe aconteceu quando aprendeu a dirigir carro; quão tensamente você segurava o volante, quão tensamente observava a estrada à sua frente, quão tensos você sentia os nervos do pé quando procurava acionar o pedal... e que balbúrdia você punha naquilo! Mas logo que aprendeu a guiar, a pedalar e a mudar de marcha, sua direção passou a ser suave, eficiente e segura.

Assim se dá com a vida. Não agarre *esse* volante com tão rija e brusca determinação. Aprenda o Relaxamento Profundo! E quando houver aprendido a relaxar plenamente, de sorte a poder interromper a tensão à vontade, prestará atenção a outras aplicações deste princípio. Aplique-o a todas as pequeninas coisas. Relaxe ao invés de dissipar suas energias em movimentos improdutivos. Aquele pé balançando, quando você está de pernas cruzadas; o hábito de se remexer na cadeira como se você estivesse carregado de eletricidade, são movimentos improdutivos, drenadores, a que você deve estar atento para detê-los. Precisa você agarrar o cachimbo de modo tão violento? Necessita segurar a caneta com tanto azedume? Ou explodir contra aqueles que não concordam prontamente com você?

O princípio de relaxamento pode ser aplicado de todas as maneiras na vida cotidiana para aliviar o fardo e suavizar a pressão. Mas o Relaxamento Profundo tem uma finalidade de alcance maior do que foi jamais sugerido.

Para esta técnica há algo mais do que meramente evitar a tensão nervosa, recarregar sua esgotada bateria e reduzir o movimento necessário. Minhas investigações mostram que uma sessão diária de Relaxamento Profundo cultiva uma visão mais objetiva em todas as circunstâncias. Esta atitude de objetividade pode ter implicações das mais dilatadas para o prolongamento de sua vida e felicidade. Porque você deixará de se identificar tão estreitamente com o que acontece no mundo que o rodeia. Você aumenta a sua independência. Você começa a parecer mais jovem. Seus hábitos e gestos se tornam mais aconômicos. Seu sono se mostra mais reparador.

Após um período de Relaxamento Profundo, faça uma observação de seu rosto. Você terá a prova de que perdeu algo de sua aparência angustiada. As propriedades curativas e rejuvenescedoras estão ali à mostra. Todos os amigos comentarão sua maior jovialidade, sua aparência mais radiante, à proporção que progredir sua habilidade no Relaxamento Profundo. Você usufruirá vida mais longa porque *tanto recusará como aceitará*. E desde que saiba como alhear-se da vida e não exaurir-se em rixas, o aumento de sua felicidade será uma conseqüência lógica.

Embora baseada na posição yóguica da morte, minha técnica de Relaxamento Profundo compreende muito mais do que o repouso normalmente compreendido. Tem algo de comum com o devaneio do pintor. Tem algo de comum com a "doce hora de oração" do monge. Tem algo de comum com o êxtase do místico. Mas em si não é nada disso. Nem pretende reproduzir seus variados fenômenos.

O Relaxamento Profundo é uma ocupação mais específica, mais prática e de finalidade mais duradoura. Podendo ser empreendida conscientemente, pode ser praticada por todos. Sua virtude principal consiste em renovar o eu interno.

Capítulo IV

SEGUNDO PASSO PARA A LIBERTAÇÃO: CONTRAÇÃO PROFUNDA

Depois do Relaxamento Profundo, a Profunda Contração! Sim, essa é a ordem se você quiser seguir este programa de vida longa e feliz. Para começar, observe adiante as figuras de animais ocupados em distender movimentos simples e instintivos que ilustram a Contração Profunda.

Sugiro-lhe a não relancear apenas estas figuras, mas a estudá-las uma a uma, cuidadosamente. Mais do que as palavras, elas descrevem os movimentos suaves, rítmicos, seguros e graciosos que fazem parte da vida cotidiana do animal da categoria sub-humana. Com efeito, estes animais inferiores têm muita coisa que nos poderiam ensinar.

Passemos a considerar quão miserável é o lote de espécimes que normalmente se vêem num carro ferroviário! Comparados com igual número de animais de qualquer outra raça, nossos oito ou mais passageiros não passarão de um lote de má classificação. Alguns apresentam abdomes caídos; outros, ombros encolhidos; outros ainda, tórax carnudos: é extraordinário quantas malformações pode sugerir a forma humana! Pudesse o mundo canino organizar um Mostruário Humano de Cruft e se assustaria com a variedade de personagens!

As infinitas variações, embelezamentos e degradações da forma humana resultam unicamente do livre arbítrio do homem. Tanto pode ele optar por uma vida natural como por uma artificial. No resta dúvida de que certas circunstâncias conspiram para influenciar sua decisão, mas ele é, fundamentalmente, um agente livre, e por certo muito mais livre do que os animais inferiores. Tendo sido dotado deste poder selecionador, ele pode, naturalmente, exercê-lo desavisadamente. Daí os estômagos dilatados, os rostos pálidos e todas as demais "marcas" que fariam julgar um Mostruário Humano de Cruft como uma espécie de pesadelo canino.

Quanto aos corpos que estivessem em exibição, os exercícios a que os submetem seriam geralmente do tipo mais engonçado. Limitam-se principalmente a levantar-se, vestir-se, conversar, andar, sentar-se, comer e dormir. A casual partida de golfe, o *rubber* ocasional de baralhos ou o desagradável subir pela escada (quando o elevador está avariado) são os principais "relaxamentos" mais comuns entre os homens civilizados. E contudo a coisa mais desencorajadora para alguém convencido da necessidade de exercícios é livro clássico sobre cultura física. Ele propaga rotinas estúpidas do tipo mais inimaginável. Para obter resultados, estes "exercícios" necessitam de ser executados num número infinito de vezes. Tudo ali tem ressaibo de demasiado esforço e pressão para as pessoas pouco afeitas a tanto, e por isso logo o abandonam.

Ora, eu afirmo que os mais estimulantes e agradáveis de todos os exercícios são os movimentos corporais naturais e espontâneos. Bons exemplos são o bocejar (uma maneira passiva de contração muscular), e o pulo corrido para saltar um pequeno obstáculo (uma maneira ativa de contração muscular). Nestes movimentos simples há uma sensação de satisfação que falta totalmente em todos os "exercícios" arificiais. Jamais um caçador viu um leão, urso ou, na verdade, qualquer animal tornado famoso por sua energia, aplicado em repetições de flexões de joelhos, e de outros exercícios similares.

Isto não significa que a cultura física, tal qual se pratica no Ocidente, não tenha o seu lugar. É insuperável para recordes de corrida, dando volume ao corpo e aumentando a agilidade física. Contudo, mesmo aqui, em sua própria esfera, muito pode ela aprender do Yoguismo.

Deixemos o Sr. Reg. Park, proeminente autoridade em cultura física ocidental, dar o seu testemunho. O Sr. Park pode falar com conhecimento de causa, pois criou um físico que, em competição aberta, ganhou os títulos "Mr. Universo", "Mr. Grã-Bretanha" e "Mr. Europa", bem como outros lauréeis de máxima cultura física:

> "Estudei o curso de Yoguismo — escreve-me — e sinto que será um auxílio poderoso para muitos em busca de algo que os ajude a progredir. Dar-lhes-á o incentivo de que necessitam. Ajudá-los-á a extrair o maior benefício pela criação de uma mente e corpo saudáveis. Estou seguro de que o Yoguismo será uma dávida e uma bênção".

Um reconhecimento generoso, este, de alguém que tem praticado com êxito o método ocidental de desenvolvimento físico. É confirmado por outros bem conhecidos atletas que têm estudado o Yoguismo.

Jock MacAvoy foi o maior boxeador de seu tempo. Foi o campeão de pesos-médios da Grã-Bretanha e do Império Britânico durante onze anos, retirando-se invicto. Ganhou o Campeonato de Pesos-Leves da Grã-Bretanha e Império Britânico. Alguém com tal recorde deve saber algo da excelência física. Eis o que ele escreve:

> "Tenho estudado Yoguismo, e considero-o altamente benéfico. Em minha opinião, é absolutamente inestimável para quem quer que se empenhe em disputas atléticas de qualquer espécie, porém especialmente no boxe. Pes-

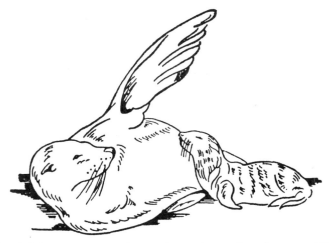

Nos deliciosos momentos de acordar, a foca rola sobre suas costas, espichando prazerosamente uma barbatana para o ar: tal qual faz você de manhã cedo na cama!

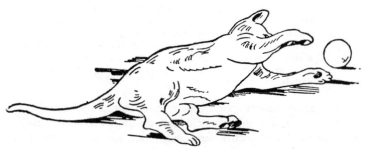

Observe aqui os movimentos de seu gato ao brincar. Melhor ainda, note o seu comportamento ao terminar de relaxar. As patas traseiras espichadas para fora, as dianteiras esticadas e as costas arqueadas do gato acordando, mostram as operações da contração natural.

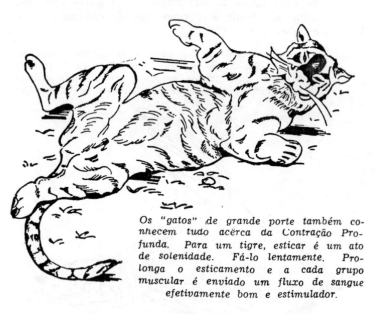

Os "gatos" de grande porte também conhecem tudo acêrca da Contração Profunda. Para um tigre, esticar é um ato de solenidade. Fá-lo lentamente. Prolonga o esticamento e a cada grupo muscular é enviado um fluxo de sangue efetivamente bom e estimulador.

soalmente obtive grandes benefícios do Curso; aumentei de polegadas o meu tórax e melhorei bastante o meu estado geral. Penso que esse Yoguismo deve ser adotado por todos, inclusive os boxeadores e profissionais. Desejo-lhe o maior êxito".

Laurie Buxton, presidente da Associação de Boxeadores Profissionais e eminente disputador de pesos-leves, é outro atleta que adotou os exercícios de Yoguismo. Eis suas palavras:

> O Yoguismo mostrou-me uma introdução inteiramente nova ao problema do treinamento, e capacitou-me para dar de mim o máximo com o mínimo de pressão física. A beleza do Yoguismo é que ele pode ser aplicado por homens e mulheres de todas as idades. Quem quer que busque autêntica aptidão mental e física, pode segui-lo tanto quanto quiser e obter real aproveitamento.

Nesta última sentença, o Sr. Buxton tocou no fato único acerca destes exercícios. Nem todos aspiram ser um campeão mundial, dentro ou fora da liça, e seria totalmente errôneo imaginar que o Yoguismo visasse apenas aspirantes atléticos. Enquanto "trabalha" pelos jovens e aptos, habilitando-os assim a obter o seu máximo desenvolvimento físico, é ele igualmente útil às pessoas de meia-idade e às idosas. Ademais, pode também ajustar-se a ambos os sexos. Estas características são únicas. Lembre-se: algumas partes do corpo são sempre e severamente exercitadas em atividades físicas normais. Os depósitos formados resultam em tornar os músculos, tendões e nervos "rígidos" e preguiçosos, o que é uma condição freqüentemente propícia ao reumatismo e outras moléstias dolorosas. Mesmo quando não apareçam estas moléstias, a elasticidade natural é grandemente reduzida pela falta de exercício das partes não utilizadas do corpo. Mas, durante a Contração Profunda, soltam-se todos os grupos musculares, eliminam-se os depósitos, escoa-se o supérfluo e todo o físico se torna alinhado e sadio.

Por certo, há um limite além do qual não se pode fazer nenhuma transformação. No emagrecimento pelo Yoguismo ou outros exercícios, é impossível reduzir os quadris mais do que o permite a largura da pelve. Cada estrutura corporal tem certas possibilidades máximas e mínimas, que não se podem ultrapassar. Se você é de tipo baixo, não poderá mudar numa noite para o tipo alto e alongado. Existe certamente um limite para a altura, mesmo que, ao atingir os quarenta, você comece a suspeitar não haver limite para a cintura!

Dentro de certas confinações, é possível — ainda mais, é fácil — tornar sua aparência das melhores ou das piores. Você po-

61

de livrar-se da gordura, melhorar seu porte, pôr energia em seu andar, colorir suas faces e inspirar vivacidade na vida em geral. Você pode aumentar ou diminuir o "volume" de seu corpo, segundo as suas necessidades. A técnica da Contração Profunda cuidará disto automaticamente, pois há uma configuração "natural" para você — uma configuração que mostrará o que de melhor e mais atraente há em sua pessoa — que você desenvolverá quando praticar o Yoguismo. Desenvolvê-la pode exigir mais planificação e trabalho; contudo, estes não necessitarão de ser extenuantes. O exercício físico pesado vai muito bem para os jovens e aptos; mas já não é muito bom para os menos jovens e menos aptos. E desde que os jovens têm de se tornar velhos um dia, eu pediria a sua indulgência enquanto trato agora especialmente do problema da negligenciada meia-idade.

A primeira coisa a compreender é que esta chamada "meia-idade" não indica, necessariamente, diminuição de saúde e vitalidade. Infelizmente, isto é exatamente o que se dá na maioria dos casos, da idade de quarenta anos em diante. Mas não há necessidade disso ! Não é inevitável, e certamente não é natural, perder o vigor aos cinqüenta anos.

Que os efeitos da idade comecem a manifestar-se tão cedo deve-se isso inteiramente aos próprios desatinos do homem. Os animais vivem cinco vezes a sua maturidade; os homens e mulheres vivem somente duas ou três vezes as suas. Por que? Os animais das selvas conservam seu pleno vigor e aparência durante os cinco sextos de sua existência; no entanto, os seres humanos começam a perder a sua vitalidade e aparência logo após esvaídos apenas três sextos de sua existência. Por que? Por quê?

Ao atingir seus quarenta ou cinqüenta anos, o homem experimentou a maioria dos "prazeres" da vida civilizada. Obteve o *quantum* de poder que lhe é necessário para satisfazer seus caprichos. Rodeia-se das iguarias e bebidas que não foram acessíveis (e, também, não foram necessárias) durante a robustez da juventude. Goza dos prazeres da mesa e começa a estudar seus "gostos". No curso natural das coisas, sua posição superior no serviço, que freqüentemente advém com o avanço da idade, traz uma diminuição da atividade física de sua juventude. Agora ele só diz aos outros o que êles têm de fazer: seu "serviço" é dar ordens. Onde primitivamente ele se contentava em andar, o valor atualmente aumentado de seu tempo (não menos do que o seu interesse por uma viagem rápida) o encorajará a procurar uma condução qualquer. Na alternativa de andar a pé ou de carro, ele invariavelmente escolherá o fofo banco de um carro.

Pela alimentação excessiva, ele provavelmente já sofre de prisão de ventre. Pela inatividade, o aumento da rigidez da espinha dorsal diminui a elasticidade do seu corpo. Ele "endurece" e a Idade lhe deita a mão nos ombros. Ele começa a *sentir* seu envelhecimento à medida que suas juntas perdem a primitiva flexibilidade. Outros sinais de envelhecimento se encontram na testa enrugada e no andar encurvado, no progressivo desaparecimento do cabelo, e no mortiço olhar que agora se estanpa em seu rosto quando cansado ou deprimido. Quando menos, ali se opera bem visivelmente uma "fuga da meia--idade".

Agora entra em ação um círculo vicioso de acontecimentos. A progressiva obesidade o estimulará a limitar os seus movimentos. Não admira que banhas excrescentes lhe rodeiem as nádegas e o abdome, que são as partes anatômicas mais afetadas pelo conforto prejudicial das "cômodas" cadeiras. Não somente aumentam a cintura, mas, agravando o peso, encorajam os de meia-idade a reduzir as inflexões, as inclinações e outros movimentos "supérfluos". Assim, a saudável primavera natural da vida, o período em que homens e mulheres atingiram o seu apogeu (e devia ser portanto uma vida deleitosa) se converte na insalubre "meia-idade", e o pobre corpo doentio rola pesadamente montanha abaixo.

A Contração Profunda ajudará a deter este impiedoso processo. Quanto mais cedo iniciado, tanto mais fácil. Baseia-se nos antigos *asanas* ou posturas yóguicas. Segundo a tradição, o número de *asanas* é oitenta e quatro vezes cem mil (ou oito milhões e quatrocentos mil)! Com tão complexo laboratório, é evidente ser necessário fazer alguma seleção. Com efeito, os *asanas* foram há muito tempo reduzidos a 84 movimentos básicos. Mesmo assim, foi preciso fazer outra poda para o meu sistema. Poucas pessoas ocidentais teriam tempo para fazer 84 convoluções físicas antes de se prepararem para o café matinal!

Que não se desesperem. Para o propósito deste livro é desnecessário aprender qualquer série de exercícios. Assimile primeiro o princípio da Contração Profunda, ao invés de se preocupar com aprender qualquer rotina especial. Toda Contração Profunda é simplesmente o prolongamento de um esforço natural e instintivo até o ponto em que abarca toda a disposição e físico do indivíduo. Os tradicionais *asanas* yóguicos requerem certa soma de agilidade. Muitos *asanas* não poderemos dominar, a não ser quando aprendidos na infância, em que o corpo é ainda muito maleável. Mesmo assim, consegui acomodar satisfatoriamente os *asanas* mais importantes às etapas fáceis, de sorte a poderem ser dominados progressivamente pelas pessoas de meia-idade.

Entretanto, para principiar, o estudante ocidental deve limitar-se a estiramentos simples, naturais e *improvisados* por ele, que executará enquanto (1) estiver sentado, (2) achar-se deitado de costas, e (3) mantiver-se em postura erecta ou de pé. Doravante, diariamente, estire em cada uma destas posturas, por *vez, e dedique pelo menos cinco minutos à operação.* Estimule seu corpo a estirar lentamente numa ou noutra direção, conservando cada estiramento durante um minuto, ou mais se possível. Estire o pescoço, tórax, braços, costas e cintura; deixe que os movimentos sejam naturais, suaves e, sobretudo, prolongados. Durante cada estirada, p.ocure contrair tantos músculos quantos puder localizar. Acautele-se contra os súbitos movimentos de arranque: estire lentamente, acumulando gradativamente, e também gradativamente reduzindo, a soma de energia e tensão muscular envolvidas.

Particularmente, preste atenção especial à cintura e às costas, que são as áreas dos órgãos abdominais e da espinha. Muito mais do que os braços e demais membros, elas têm o poder de proporcionar longa vida e felicidade. Na região abdominal situam-se os órgãos internos relacionados com a digestão e eliminação. A coluna vertebral — essa grande linha troncal do sistema nervoso, com conexões para cada extremidade do corpo — também influi diretamente na longevidade e saúde.

Admitido que você precise de mais sugestões sobre a forma exata das Contrações Profundas, suponhamos que você acabe de terminar um período de Relaxamento Profundo, que é o estado oposto, em que todo o seu corpo esteve "em descanso". Você está deitado no assoalho, suas pernas esticadas, braços aos lados, face para cima (*). Está terminado o período de relaxamento. Procure agora levantar as pernas do nível do chão. Faça mui *lentamente,* mantendo as pernas rijas e erectas em ángulo reto com o corpo estendido. Imediatamente você se tornará consciente de uma variedade de contrações estendendo-se dos pés à barriga da perna, às coxas e ainda até além, até a região abdominal. Mantenha este estiramento o maior tempo possível; depois, *branda e lentamente,* vá abaixando os pés até o assoalho, num movimento suave e controlado — e repouse! Embora sem o saber, você terá completado o primeiro passo para o domínio de dois potentes *asanas* yóguicos: *Sarvangasana* e *Halasana* (**).

Agora, sentado no solo, procure pegar os dedos dos pés, ou os tornozelos, com ambas as mãos, encurvando o tronco e mantendo as pernas bem espichadas. Continue a encurvar tanto quanto possível, conservando a posição por algum tempo antes de ir abrindo gradativamente as mãos, e retorne, *lentamente,* à posição vertical.

A seguir, ponha-se na posição horizontal, desta vez com a face para o assoalho. Erga ambas as pernas, verticalmente para trás e descanse as mãos no assoalho, em linha com os ombros. Procure agora elevar o corpo pressionando sobre as mãos. Depois de alguns exercícios diários, regulares, você será capaz de levantar o abdome do assoalho. E terá executado parte do *asana* conhecido como *Bhujangasana* (***), outro estiramento da espinha também famoso.

Finalmente, estire na posição em pé. Colocar as mãos sobre as coxas e, depois de expelir o ar, tentar elevar o abdome, mantendo-o erguido. Isto também faz parte do antigo *asana* yóguico. É praticamente o primeiro passo para *Uddiyana Bandha.*

As rotinas de estiramento acima indicadas são apenas sugestões. Siga-as se o desejar; mas procure também estiramentos

---

(*) Ver página 126: *Mrtasana* (ou *Savasan*).
(**) Ver página 128.
(***) Ver página 128.

de sua própria invenção. Repito: *qualquer* estiramento natural do corpo pode ser executado neste estágio com benefícios imediatos, desde que você estire *lentamente, deliberadamente... dinâmicamente,* e o mantenha o tempo que puder, sem estafar-se. Gaste uns cinco minutos nestes exercícios de contração, todas as manhãs, depois do seu período de Relaxamento Profundo. Ou faça-os à tarde, se lhe for mais conveniente. Um ou outro período tem as suas vantagens. De manhã fará suas Contrações Profundas enquanto o estômago está vazio, que é o estado ideal; à tarde seus músculos responderão melhor e você estará mais apto a aumentar a intensidade de cada contração. Qualquer hora serve, desde que sejam duas ou três horas depois da refeição.

Durante a execução destas Contrações Profundas é importante a atitude mental. Não cometa o erro de executá-las à maneira de um exercício de cultura física. Dispenda algum tempo em cada estiramento, estude sua ação e pare para sabo-

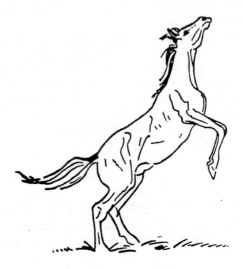

Já viu um cavalo brincando? Ele se precipita na ação, radiante de alegria de viver, e mostra o "tônico" da tensão natural do músculo, purificador, revitalizador, estimulador.

reá-lo e gozá-lo. Seja lesto em sentir o bem que ele lhe faz, uma vez por outra; não subsistirá depois nenhuma dúvida em sua mente.

Eu poderia encher muitas páginas com diagramas e descrições de intrincados *asanas* yóguicos, mas evito-o de propósito. Mesmo em minhas instruções por correspondência, não permito que os estudantes ensaiem os *asanas* tradicionais enquanto eles não houverem empreendido um mês ou mais de estiramentos naturais, instintivos, "produto caseiro", de sua própria invenção. Muito prejuízo sofrem os ocidentais quando ensaiam complicadas posturas yóguicas sem este "intróito" essencial. Ademais, melhor se aprendem os *asanas* gradativamente, e esta instrução pessoal rigorosamente graduada é impossível transmitir-se em livro.

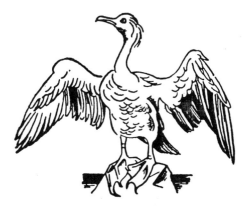

Não, este corvo-marinho não está se preparando para voar. Muitas vezes você viu pássaros batendo as asas, mas sem nenhuma intenção de voar. Estão simplesmente conservando seus corpos juvenis, fortes e aptos, pela obediência aos impulsos da Natureza.

Nenhum leitor deve negligenciar as sugestões acima, devido à sua evidente simplicidade. A *experiência* é a prova capital. Dedique cinco minutos pelo menos, diariamente, a Contrações Profundas do tipo aqui descrito, e dentro de sete dias você sentirá maior elasticidade, e um novo bem-estar físico e mental. Por quê? Porque você estimulou a espinha, pulmões,

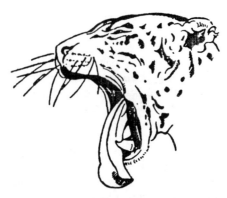

Pode ser que não faça parte das boas maneiras bocejar em público, porém o jaguar não se sente impedido por tão insignificantes convencionalismos. Imite este bocejar — quando ninguém o estiver observando! Você se espantará com o tonificante efeito nos músculos da garganta, tórax, costas, abdome e rosto. Até seus ombros partilharão do tônico revigorador. Mas você tem que bocejar de verdade, profundamente — e prolongá-lo — para gozar os efeitos completos.

nervos e órgãos internos de tal maneira que eles nunca poderiam ser estimulados pelos movimentos normais ou exercícios físicos.

Deve ser agora clara a diferença entre Contração Profunda e cultura física comum. Enquanto a segunda cria o tabu de volume físico, braços avantajados, pernas protuberantes, tórax maciço, etc., o Yoguismo não visa criar dimensões maciças. Para os que buscam simples volume e cintura, nada iguala à cultura física ocidental. Infelizmente ela pára aqui, dando pouca atenção ao desenvolvimento mental, igualmente importante, e à necessidade de coordenação entre a mente e o corpo. Sua natureza fatigante torna-a desatraente ao homem ou à mulher de "meia-idade", desejosos de recuperar a sua vitalidade perdida. Os métodos ocidentais de levantar peso, e outros similares, ideais para jovens na plenitude de sua exuberância, pouco têm a oferecer ao principiante com mais de quarenta anos. Além do mais, alguns tipos de cultura física ocidental, por bons que sejam, exercem forte pressão sobre o coração e sistema idosos. O esforço imposto explica por que tantos atletas têm vida curta.

Meu sistema de Contração Profunda não se relaciona com o "desenvolvimento" de partes individuais do corpo. Minha atenção focaliza o conjunto do homem. O Yoguismo cria uma equilibrada combinação físico-mental, e não apenas a força muscular. Visa a resistência, vigor, vitalidade e nervos sadios. E, paradoxalmente, conquanto exalte quaisquer partes específicas do corpo, as regiões salientadas diferem das delineadas no treinamento físico comum. Na Contração Profunda, os grupos musculares e as áreas epidérmicas, que não são normalmente exercitados é que são mais galvanizados e movimentados. Primeiro, a pele é esticada e puxada em todos os sentidos, e toda a epiderme recebe um jato de sangue tonificante. Isto é deveras importante. Num fragmento de pele do tamanho de um sêlo postal existem cerca de três milhões de células, noventa centímetros de vasos sangüíneos, três metros e meio de nervos, uma centena de glândulas suadoras, quinze glândulas lubrificadoras, e vinte e cinco filamentos nervosos! Estes algarismos indicam a complexidade usualmente admitida de um organismo físico. Assim, pois, quando você faz o estiramento de sua pele, nutre uma vasta e complicada parte do seu sistema.

Quando os *músculos* são estirados durante a Contração Profunda, segrega-se um lubrificante conhecido como fluido sinovial, que ajuda a dispersar os depósitos acumulados nas juntas. Estimula-se a linfa, uma substância feita de plasma, fortificando ativamente as células do corpo que são por ela alimentadas. Os resíduos são lavados e expulsos pelo fluxo sangüíneo purificador, e expelidos pelos vários órgãos eliminatórios (mais do que isto, como examinaremos no próximo capítulo).

Além disso, durante a Contração Profunda, há uma interação física e mental. O estiramento não se faz aos puxões ou ao acaso: toda a nossa atenção se concentra no desenvolvimento, edificação e manutenção do estiramento visado. É totalmente impossível praticar a Contração Profunda enquanto se pensa em outra coisa.

Não se deve descurar das modificações bioquímicas resultantes da Contração Profunda. Todo um sistema químico é posto em movimento quando grupos de músculos se acham dinâmicamente empenhados num estiramento prolongado. As secreções resultantes e os processos eliminatórios pela combustão reavivam e purificam tôdas as partes internas do corpo.

Como o Relaxamento Profundo, a Contração Profunda é a extensão de um processo fundamental a que normalmente se dá pouca atenção. Basicamente, Contração Profunda é movimento, porém movimento de uma espécie especial: movimento operado sob condições dinâmicas e controladas. Durante este movimento, enquanto alguns músculos são fortemente estimulados, aos outros se concede repouso completo, o que estende a estas áreas remotas os benéficos efeitos do relaxamento. Êste entrelaçamento das técnicas de Yoguismo é mais surpreendente no caso dos órgãos internos mais profundamente localizados, os quais, pela Contração Profunda, ou são ativados ou relaxados de uma maneira inacessível a outros meios.

A Contração Profunda não só se adapta aos que "avançam em anos", como até uma criança de oito anos a pode aplicar. Naturalmente, as crianças obterão um rejuvenescimento físico muito mais rápido do que os adultos, devido à sadia elasticidade de seus corpos. Por outro lado, elas executam os estiramentos sem o espírito criativo, e por isso fracassam em conseguir o associado estímulo mental.

Finalmente, a Contração Profunda é acessível a todos os que recuam diante de exercícios violentos, receosos de ficar demasiado musculosos. Consegue-se o emagrecimento mais naturalmente através do Yoguismo do que por dietas, drogas, injeções específicas (e freqüentemente prejudiciais). Estimulando os órgãos abdominais, a Contração Profunda atua diretamente nas áreas de gorduras acumuladas.

Não obstante toda a importância que se lhe atribui, a Contração Profunda é apenas um elemento no quádruplo plano para uma vivência mais prolongada e feliz. Todo este tempo estivemos estudando o Relaxamento e Contração Profundos, mas por certo, não deixamos também de respirar. Como veremos no próximo capítulo, esta função, que é a mais automática das funções normais, também pode ser adaptada para estimular a melhor vivência. Constitui o terceiro passo para o autodomínio.

Capítulo V

TERCEIRO PASSO PARA A LIBERTAÇÃO: RESPIRAÇÃO DINÂMICA

Meu sistema de Respiração Dinâmica baseia-se em pesquisas primordiais feitas no que posteriormente se tornou conhecido como "ciência da respiração". Durante milhares de anos têm os psicólogos hindus estudado a respiração. Examinaram-na do ponto de vista prático, psicológico e místico. Para eles a respiração era mais, muito mais, do que um simples elemento necessário à vida.

Pode-se manter o corpo por longos períodos sem alimentação nem sono, mas não se conseguirá o mesmo sem respiração, a não ser por poucos momentos. Os yogues opinam que este fato no é destituído de significado. A magnitude do papel desempenhado pela respiração na primitiva filosofia indiana, pode ser medida pelo seguinte conto fascinante, extraído de uma das escrituras mais antigas do mundo: o *Brihadaranyaka Upanichade:*

> Os sentidos, querelando todos acerca de qual deles era o melhor, dirigiram-se a Brama e lhe perguntaram: "Dentre nós, qual é o mais excelente?" Brama respondeu-lhes: "Mais excelente é aquele cujo afastamento pareça piorar o corpo".
>
> A língua (a fala) afastou-se por um ano; depois voltou e perguntou: "Como puderam vocês viver sem mim?" Responderam-lhe: "Como os mudos: não falando com a língua, mas respirando com o alento, vendo com os olhos, ouvindo com os ouvidos, conhecendo com a mente, gerando com o sêmen. Assim vivemos". Então a língua retornou ao seu lugar.
>
> Os olhos (a vista) afastaram-se por um ano; depois voltaram e perguntaram: "Como puderam vocês viver sem nós? Responderam-lhes: "Como os cegos: não vendo

71

com os olhos, mas respirando com o alento, falando com a língua, ouvindo com os ouvidos, conhecendo com a mente, gerando com o sêmen. Assim vivemos". Então os olhos retornaram ao seu lugar.

Os ouvidos (a audição) afastaram-se por um ano; depois voltaram e perguntaram: "Como puderam vocês viver sem nós?" Responderam-lhes: "Como os surdos: não ouvindo com os ouvidos, mas respirando com o alento, falando com a língua, vendo com os olhos, conhecendo com a mente, gerando com o sêmen. Assim vivemos". Então os ouvidos retornaram ao seu lugar.

A mente afastou-se por um ano; depois voltou e perguntou: "Como puderam vocês viver sem mim?" Responderam-lhe: "Como os loucos: não conhecendo com a mente, mas respirando com o alento, vendo com os olhos, ouvindo com os ouvidos, gerando com o sêmen. Assim vivemos". Então a mente retornou ao seu lugar.

O sêmen afastou-se por um ano; depois voltou e perguntou: "Como puderam vocês viver sem mim?" Responderam-lhe: "Como os impotentes: não gerando com o sêmen, mas respirando com o alento, vendo com os olhos, ouvindo com os ouvidos, conhecendo com a mente. Assim vivemos". Então o sêmen retornou ao seu lugar.

Agora chegou a vez da respiração. Ao afastar-se, rompeu os demais sentidos, qual robusto e esplêndido cavalo do país de Sindhu que houvesse rompido as cavilhas a que estivesse atrelado. Então todos os outros sentidos lhe clamaram: "Não partais, Senhora. Não poderemos viver sem vós".

Esta lenda ilustra a atitude mística com que os yogues abordaram o assunto da respiração. Estavam eles errados ao lhe conferirem tão exaltada posição? Nós, os práticos modernos, temos que admitir que de todos os canais de vida em que nos apoiamos, de nenhum dependemos de maneira tão absoluta como do ato de respirar. Num simples dia você respira cerca de 23.300 vezes. Tão notável era o controle que os yogues exerciam sobre a respiração, que podiam suspendê-la por um período indefinido. Há numerosos exemplos comprovados de *swamis* indianos "enterrados vivos", sem ar, para ressurgir dias depois, sem nada sofrerem com a experiência. Eis um caso típico recente, de Bombaim, relatado pela *United Press*. O yogue esteve enterrado vivo durante oitenta e sete horas, sem sofrer qualquer lesão:

Enormes multidões que aqui se reuniram desde hoje cedo, viram o yogue de 45 anos de idade, Swami Randasji, ser desenterrado vivo de uma cripta de cimento hermeticamente fechada, onde estivera "sepultado" durante oitenta e sete horas.

Para tornar a prova mais dura, o franzino homem de grandes barbas negras esteve completamente submerso na água, desde as dezesseis horas de sábado até às sete e meia de hoje, dentro do nicho de formato de ataúde.

Swami introduziu-se no ataúde de madeira às dezessete horas de sexta-feira, depois do que o ataúde ficou selado dentro de uma cripta de cimento medindo 2,64 por 1,98 ms. Em cima da cripta seus acompanhantes colocaram cocos e flores, e depois se sentaram ao lado, cantando hinos védicos hindus durante o dia e a noite, e mantendo aceso um fogo sagrado.

Muitos milhares de pessoas que madrugaram hoje para garantir-se um "assento de frente" na exumação, estavam convencidos de que Swami havia assumido um encargo acima de suas próprias forças. Observavam com tensão como os seus acompanhantes escavavam o cimento com picaretas.

Alguns homens se arrastaram até o ataúde e, com cobertores, levantaram o Swami — ainda em seu transe yóguico — colocando-o num estrado onde todos pudessem vê-lo. Depois fizeram massagens lentas em sua cabeça, braços e corpo, até que êle abriu os olhos, olhou vagarosamente ao redor, e sorriu.

O Dr. Jal Ruston Vakil, notável cardiologista de Bombaim, diplomado pela Universidade de Londres, examinou imediatamente o Swami. Sua pulsação era de *oito por minuto*, segundo o médico, e sua pressão sangüínea era de 1,16 sobre 80, a normal para uma pessoa que tivesse jejuado durante muitos dias. O médico notou que a sua respiração era lenta; quanto ao mais, seu estado era normal sob todos os aspectos.

Outros clínicos, que estavam presentes como espectadores interessados, disseram que uma pessoa normal poderia ter vivido apenas cerca de duas horas na cripta em que Swami estivera sepultado. Era o sexto *Samadhi* (*) bem-sucedido de Swami. Num *Samadhi*, o yogue exerce completo domínio sobre seus músculos, podendo reter, à vontade e de maneira completa, a sua respiração.

(*) Nome com que se designa o transe yóguico.

Foi o segundo sepultamento a que assistiu este correspondente, que assim pode afirmar que a façanha não foi um truque mágico, mas, sim, uma autêntica demonstração dos poderes que o cultivo da Yoga pode produzir. Swami é reverenciado pelos milhares que vistaram seu "túmulo" durante alguns dias passados. Não se vendeu nenhum bilhete; não se aceitou nenhum dinheiro; foi simplesmente uma cerimônia religiosa. Depois de sair do transe hoje, Swami se sentou no estrado, enquanto os pais traziam seus filhinhos para tocá-lo. Entre a multidão havia muitos estrangeiros, que ficaram simplesmente boquiabertos.

The Times da Índia publicou outro relato do mesmo caso, e acrescentou: "Proclamando o feito como milagroso, o Sr. C. B. Velkar, Magistrado da Presidência de Bombaim, disse à vasta multidão que o yogue estava tão em forma como jamais, e que poderia desafiar qualquer um para fazer uma longa corrida".

Qual é o segredo deste surpreendente poder da suspensão respiratória? Um fato é evidente: durante a sua solitária vigília, o yogue está num estado anormal. Por um supremo esforço de concentração, ele induz uma condição que sugiro se assemelha à da hibernação, um fenômeno comum na vida subhumana. Muitos animais têm a faculdade de viver sem respiração. Depois do longo sono de inverno, retornam ao seu estado normal e voltam a respirar da maneira usual. Um ouriço hibernando não dará nenhum sinal de respiração, a qual, sob todas as aparências, está completamente parada. Tocando-o mesmo de leve ele reassumirá a respiração, mantendo-a por curto período para depois cair no estado de ausência de respiração.

Que os animais em hibernação não respiram é sugerido por vários testes: um ouriço, quando desperto, pode ser afogado em três minutos, mas quando hibernado, ele pode ficar imerso na água durante vinte e dois minutos, sem nada sofrer. Os patos em hibernação têm vivido quatro horas no bióxido de carbono, o que é uma atmosfera instantâneamente fatal em sua condição normal.

Muito pouco se sabe sobre este fenômeno extraordinário de hibernação, embora nos climas menos frios os animais passem todo o inverno nessa condição. (Estado semelhante, conhecido como "torpor estival", é assumido pelos animais eem latitudes demasiado quentes, durante os meses de verão.)

Assim, ao que parece, embora seja essencial à manutenção da vida, a respiração pode ser suspensa por períodos prolongados, sob determinadas condições. Baseados em nosso princípio de analisar detalhadamente os fenômenos simples e naturais da vida, vejamos agora se a sua função de respirar pode ser ampliada do mesmo modo que o relaxamento e a contração.

A respiração é uma dupla atividade, pois compreende inalação. A soma de ar que você normalmente recebe em seus pulmões é governada por certo número de circunstâncias. Entre estas se acham o sexo, altura, peso, e, acima de tudo, a atenção prestada ao ato de respirar. Outros fatores que afetam a absorção de ar são a postura tomada pelo corpo, a natureza da atmosfera circundante, e se você se encontra ou não sob qualquer pressão física ou emocional.

Normalmente o volume de ar recebido e expelido na respiração comum é de cerca de 327 centímetros (20 polegadas) cúbicos. Todavia, este volume pode ser forçosamente aumentado cinco ou seis vezes; assim, dispomos de uma ampla margem de expansão.

Ademais, seu organismo nunca está totalmente sem ar. Tendo aparentemente esvaziado seus pulmões de ar, ainda resta nele certa soma de "ar residual"; isto é, a quantidade de ar deixada no tórax depois da expiração mais completa. O volume deste ar residual varia de 32,700 a 42,500 centímetros cubicos. Pode ser que o domínio do yogue sobre a respiração subsista sobre esta reserva mínima durante o seu sepultamento vivo por horas ou dias.

Examinemos agora o que efetivamente acontece quando se realiza o ato respiratório. O ar que você respira penetra nos pulmões e é absorvido pelo sangue, através da delicada membrana das células pulmonares. O ar é, pois, um alimento; com efeito, o alimento mais importante conhecido pelo homem. Os demais elementos de sua dieta ele os pode eliminar ou substituir, ao passo que nenhuma sobrevivência é possível sem este elemento fundamental. É estranho que os indivíduos sejam tão escrupulosos quanto ao alimento que mastigam, e no entanto se contentem em engolir qualquer espécie de ar, seja cediço ou desvitalizado!

Neste particular deveríamos aceitar uma lição da vida vegetal. Tanto quanto o reino animal, as plantas absorvem oxigênio do ar e exsudam bióxido de carbono. Quando lhes míngua o oxigênio, elas murcham e morrem exatamente como o reino animal. A respiração é imprescindível a todo crescimento; é muitíssimo mais importante do que a alimentação comum. E o ar fresco, limpo, é mais nutritivo do que o ar velho e estragado.

Retornando à respiração humana, quando o oxigênio se mistura com o sangue, inicia-se um grande ciclo de transformações vivificadoras. Primeiro o ato de respirar impulsiona o ar ao coração. Dali é ele bombeado através das artérias até os capilares, e alimenta os tecidos do corpo. Assim é o seu corpo continuamente "alimentado" com novas cargas de oxigênio. Por sua vez os tecidos, reverdecidos com o oxigênio, excretam um resíduo que denominamos bióxido de carbono. Este resíduo é devolvido ao sangue e retorna pelas veias aos pulmões, donde é finalmente expelido pela expiração.

Esta dupla operação constitui o que chamamos "respiração". Observe que nunca é fixa a marcha da operação. Quando você se acha sob pressão, sua respiração sobe automaticamente para manter o nível extra da energia necessitada. Esta pressão pode ser tanto física como emocional. O adulto comum inspira sete litros por minuto quando em repouso; sob pressão, esse número será multiplicado umas oito vezes. Simultaneamente, a soma de bióxido expelido será correspondentemente aumentada. (Quando em repouso, varia de 0,15 a 1,50 metros cúbicos por hora, sob pressão.)

Torna-se, pois, evidente que quanto mais *profunda* é a respiração, tanto mais elevada é a percentagem de bióxido de carbono expelido. O acurado estudo dos processos respiratórios provou que um curto tempo dedicado diariamente aos exercícios respiratórios de tipo especial, melhoraria substancialmente a condição do sangue e tecidos, e conseqüentemente, toda a saúde física e mental. Tenho observado que o homem e a mulher comuns negligenciam o ato de respirar. Não somente falham em alimentar adequadamente as células pulmonares, mas também não exercitam suficientemente os próprios pulmões.

É oportuno, portanto, pôr em execução o princípio da Contração Profunda. Resume-se neste conselho: *não permita que seus pulmões, por falta de uso, percam a sua elasticidade.* Quantas vezes, recentemente, tem você praticado com eles um estiramento vigorizado? — Provavelmente só quando forçado pela Natureza. (Isto acontece quando se tosse, espirra, ri, boceja: um ataque de soluços pode ser a maneira de a Natureza fazer o necessário arejamento dos pulmões letárgicos.)

Até aqui temos considerado a respiração como se fosse um processo completo, independente. Mas não é esse o caso. Você observou quão difícil é estudar a inalação sem ter em conta o que ocorre quando se exala; como podem os esforços físicos e os estados mentais e emocionais afetar a respiração; como são os tecidos físicos alimentados pelo oxigênio, e como tudo isto influencia em sua condição geral de saúde.

Por primária que seja, a respiração não é, por certo, uma simples ação física. É também uma atividade emocional e mental. E já que ela abrange estes três planos — o físico, o emocional e o mental — por que não ter uma técnica de respiração que exercite cada um deles?

É precisamente isto que desenvolvi na rotina conhecida como Respiração Dinâmica. É uma simples técnica propiciadora de saúde, que pode ser praticada por ambos os sexos e em qualquer idade. Mesmo aqueles que estejam inibidos de executar os exercícios da Contração Profunda devem ser capazes de praticar a Respiração Dinâmica. Notar-se-á que é especialmente útil às mulheres. Normalmente os homens tendem a exercitar as paredes abdominais quando respiram. Nas mulheres é mais pronunciada a expansão torácica, parcialmente devido à diferente anatomia feminina e à compressão do tórax pelo uso de espartilhos.

A Respiração Dinâmica envolve uma lenta e sustida entrada de ar (via narinas). Simultaneamente com esta respiração você aprende a enfunar a área abdominal. (Isto o capacita a encher primeiro a parte inferior dos pulmões. Tem-se notado que a pressão assim exercida sobre a parede abdominal estimula os órgãos relacionados com a digestão e eliminação. Depois de uma ou duas semanas de prática, haverá um notável melhoramento nestas últimas funções.)

Quando os pulmões houverem sido lenta e plenamente enchidos, exala-se o ar, *outra vez pelo nariz*. O ato da exalação é também executado a tempo lento.

Embora os exercícios de respiração da Yoga tradicional especifiquem que a inalação deve ser retida por certo período, e que também deve haver um período de suspensão respiratória entre a inalação e a exalação, nenhuma destas pausas entra em minha técnica de Respiração Dinâmica. Conquanto a retenção e suspensão do alento constituam, de fato, parte integrante da antiga disciplina yóguica para dominar o corpo físico, acompanham-nas certos perigos que desaconselham a universalização de sua prática.

Por outro lado, a inalação e a exalação nasais lentas podem ser feitas sem risco ou extenuação por qualquer pessoa não afetada por moléstia pulmonar. Não há nenhuma necessidade de reter o fôlego. Pode-se mesmo, se se prefere, descansar e respirar normalmente entre duas Respirações Dinâmicas. Mas bastará dedicar uns cinco minutos a esta lenta e sustida, ou como a chamo, Dinâmica Respiração, uma vez pela manhã e a outra à tarde, para logo melhorar a vitalidade. O princípio da Respiração Dinâmica envolve muito mais do que a simples operação física de inflar lentamente os pulmões e, pelo aprofundamento da respiração, fazer massagens na área abdominal. Achei que seriam igualmente importantes as sugestões mentais que pudessem ser aliadas a este exercício.

Lembremo-nos das experiências de Maynow, químico e fisiologista do século XVII e um dos primeiros membros da Sociedade Real. Maynow desenvolveu certo número de investigações que demonstraram que a vida é mantida, não apenas pelo ar, mas por uma "parte mais sutil e ativa do ar". Considerava este constituinte sutil uma necessidade básica para a vida. Sugeriu que os pulmões o extraíam da atmosfera e o introduziam na corrente sangüínea. A princípio este conceito foi naturalmente considerado ridículo. Um século mais tarde Priestley e Lavoisier lhe concederam respeitabilidade, denominando-o "oxigênio" extraconstituinte e reformulando a hipótese de Maynow em termos puramente físicos.

Como é de hábito, a explicação materialista foi prontamente aceita. Mas suponho que essa explicação não se ajuste inteiramente ao *spiritus igneo-aereus* de Maynow, nome esse dado por ele à propriedade oculta que havia descoberto na atmosfera. Na época de Maynow era crença comum entre os fisiologistas que o objetivo da respiração fosse "esfriar o coração". Maynow somente denunciou esta superstição: foi o primeiro homem a encarar a exalação como uma parte do processo excretor.

Minha opinião é que este químico inglês do século XVII não apenas viveu cem anos antes de seu tempo, mas, efetivamente, viveu diversos séculos. Embora seja o oxigênio uma hipótese francamente aceita hoje, o *spiritus igneo-aerus* de Maynow (que não era o ar, mas uma "parte mais ativa e sutil dele") é, creio, apenas parcialmente incluída pela teoria do oxigênio. O oxigênio pode ser, por assim dizer, a vestimenta externa de uma força ainda mais sutil, força essa identificada pelos yogues como *prana*. Como a Ciência não inventou ainda nenhum instrumento para medir *prana*, não pode afirmar que *prana* não existe. Nem explicará por que durante quatro ou cinco mil anos — muitíssimo antes das descobertas modernas provarem que o ar era algo muito complexo — dominou esta forte convicção de que a atmosfera continha uma força latente, vital. A antiga teoria hindu é a de que toda manifestação física e mental depende de *prana*. Ademais, a soma desta força mental introduzida no sistema pode ser aumentada pela exploração do maior dom do homem, que é o poder da imaginação. Da mesma forma que o oxigênio físico é absorvido pelos pulmões e se propaga, por meio das correntes sangüíneas, a todas as partes do corpo, assim *prana* pode ser extraído da atmosfera e distribuído por todo o organismo. O sistema nervoso é a linha de comunicação para a distribuição da energia prânica. De fato — diz o yogue — *prana* é automaticamente inspirado em cada respiração cotidiana, conquanto sob forma limitada. Mas pode-se aumentar conscientemente a sua soma, concentrando-se em certos centros de força localizados em pontos estratégicos distribuídos por todo o corpo. Estes centros se chamam *chakras*. Acham-se situados no alto da cabeça, frente, garganta, coração, plexo solar e em outros pontos. E para "despertá-los", inventou-se certo número de exercícios curiosos.

Não nos interessa aqui tal operação oriental. Mas, inversamente, não devemos desperdiçar tempo "desdenhando" a idéia de *prana*. Até que a ciência moderna invente um instrumento suficientemente delicado para catalogá-lo, a existência do *prana* pode ser disputada pelos "sabe-tudo" ocidentais. Como tanta coisa de Yoga que era anteriormente rejeitada está sendo agora constatada pelos recentes progressos científicos, essa última disputa é relativamente sem importância, O que importa é que o leigo comum, adotando determinada rotina para respirar *prana*, possa beneficiar-se efetivamente dela.

As pessoas que praticam a Respiração Dinâmica por cerca de uma semana, são unânimes em declarar que suas energias, resistência e bem-estar geral foram fortalecidos. O segredo está em unir o poder de visualização (ou imaginação, o nome pouco importa) a esta seqüência respiratória muito lenta e controlada. Durante o período de inspiração, você deve formar um quadro mental de energia refrescante sendo canalizada para o corpo. Quando exala, veja-se expelindo de seu sistema tôda fadiga, doença e depressão.

A Respiração Dinâmica requer atos físicos e mentais simultâneos. Tente-a com o Relaxamento Profundo, quando fatigado ou com a mente abatida, e todo o seu aspecto mudará imediatamente. Então você compreenderá melhor a alusão bíblica ao "sopro" de Deus no homem para "infundir-lhe vida". É claro que o autor do Velho Testamento conhecia e praticava essa respiração.

Qual o fator responsável por esta nova "vida", que é comunicada pela Respiração Dinâmica? É o incisivo exercício físico dado aos pulmões por estas respirações prolongadas e controladas? É apenas auto-sugestão? Ou existe uma definida fonte de energia que pode ser tocada pela visualização, o processo com que se criam quadros mentais? — Pode ser o concurso de todos estes fatores reunidos o responsável pela energia liberada na Respiração Dinâmica. Não sei e não me preocupo. Mais importantes do que as teorias são os resultados pelos que praticam esta nova forma de exercício respiratório.

A Observação Pública analisou um milhar de relatórios de estudantes que praticaram efetivamente a Respiração Dinâmica. Todos eles declaram que seus pulmões melhoraram com o exercício: mais ajustados e mais fortes. Oitenta por cento informou que os canais secretores haviam se desimpedido com a Respiração Dinâmica; cinqüenta por cento declarou que as narinas e os canais respiratórios haviam se desentupido. São algarismos muito expressivos, mas não dizem tudo.

Outros benefícios proclamados foram "maior vivacidade", "mais aptidões", "respiração mais fácil", "alívio de catarro", de prisão de ventre, indigestão e outros males populares. Isto não é de surpreender se se considerarem as massagens que a Respiração Dinâmica imprime nos órgãos internos do sistema digestivo.

Tomemos alguns exemplos concretos: C. H. D., de Stapleford, Notts, escreveu que "os exercícios de Yoguismo resultaram numa diminuição do catarro, ação regular dos intestinos e raciocínio mais claro. Recuperei cem por cento de minha eficiência". B. W., de Manchester, comunicou: "Libertei-me de todo o cansaço corporal, depois de fazer a respiração do Yoguismo. Meu cérebro está claro e sinto sangue novo nas veias. De um náufrago o senhor criou um homem novo; jamais o julgara possível". Um estudante brasileiro — W. C. — é outro que preferiu a Respiração Dinâmica por causa de seu efeito purificador sobre os pulmões e canais respiratórios. Escreveu: "Depois deste exercício, sinto-me como se todos os aborrecimentos e ansiedades me houvessem abandonado".

Freqüentemente se relatam benefícios mais localizados. Por exemplo, J. F., de Wigan, Lancs, escreveu: "Minha cintura parece menor, e embora a circunferência de meu tórax seja de 1,25m, o diafragma está mais flexível e elástico". Mesmo assim ele estava mais interessado no estímulo neutro experimentado; em seu caso, "mais energia, melhor memória, autoconfiança". T. A. H., de Farsley, próximo de Leeds, disse coisa semelhante: "Com a respiração do Yoguismo, experimentei uma sensação refrescante e benéfica. Posso respirar desembaraçada e livremente; que admirável é esse exercício! Tornei-me mais feliz e mais vivo".

Estas cartas são apanhadas ao acaso, de um maço de correspondência similar que tenho diante de mim; ao escrever, pois, quase todos os estudantes de Yoguismo descrevem benefícios imediatos, resultantes da prática da Respiração Dinâmica. Raramente falha em acalmar os nervos, propiciando um maior senso de harmonia e autodomínio.

81

Supondo que estas pessoas — 88 por cento de todos os que têm experimentado a Respiração Dinâmica — sejam vítimas da imaginação: o que resta disso? — Na pior das hipóteses, estão apenas usando a sua imaginação de maneira construtiva, ao invés de deixá-la asselvajar-se. Estão empregando-a no sentido de torná-los mais felizes, mais sadios, mais vigorosos. Não é isso, certamente, algo valioso de possuir?

Tal como ocorre, sei que a resposta *não* é "imaginação". Primeiro que tudo, não se pode contestar o exercício físico inerente à Respiração Dinâmica. A maioria das pessoas de "meia-idade" tem abdomes fracos. Seus músculos intestinais são logo fortalecidos pela prática da Respiração Dinâmica. À medida que o ar é aspirado, os órgãos digestivos — o fígado e o pâncreas — são empurrados de encontro às paredes abdominais e delicadamente submetidos a massagens. Com a expiração, tem lugar a contração, e assim continua o bom trabalho de estiramento e massagens. Aos órgãos internos ligados à eliminação — órgãos que normalmente se tornam flácidos e inativos com o avanço dos anos — se dá uma boa sacudida. Rejuvenescem-se os músculos que se enfraqueceram com o desuso.

Depois, também durante a Respiração Dinâmica, o sangue fortemente oxigenado é bombeado às remotas extremidades do corpo. E a ação excretora é facilitada pela exalação de resíduos sob forma de bióxido de carbono. Outros resíduos são eliminados através das glândulas sudoríparas da pele. (Certos exercícios respiratórios yóguicos são tão intensivos que fazem o corpo gotejar suor. Tais exercícios não cabem em meu sistema e jamais deverão ser praticados sem supervisão.)

Assim exposta, em termos puramente físicos, a técnica da Respiração Dinâmica é inquestionavelmente benéfica. Mas quando executada imaginativamente, isto é, quando o pensamento se alia à ação física e se faz um esforço sincero e criativo para se embeber mais desta força vital sob a forma de *prana*, então a Respiração Dinâmica se torna mais potente.

Faça suas primeiras experiências de Respiração Dinâmica de maneira tão rítmica e suave quanto possível. Quer dizer, gaste aproximadamente o mesmo tempo para inalá-la como para exalá-la. (Normalmente a inalação envolve um movimento mais curto do que a exalação, porém você deve esforçar-se por igualá-las.) Faça-a num ritmo regular. À medida que respira, *visualize* seu membros como tubos ocos, ao longo dos quais o *prana* salutífero é injetado em seu corpo. Imagine esta energia intumescendo todo o seu corpo, inundando-o totalmente no auge da inalação. Na inversa, exale lentamente, de maneira tão controlada quanto possível. Visualize a fadiga e exaustão, abandonando o seu sistema e acompanhando o sopro expiratório. Você sabe que, fisicamente, está se libertando de tóxicos; expulse com eles a fadiga e a exaustão.

Havendo dedicado alguns minutos a esta técnica respiratória altamente dramatizada, termine-a com o que chamamos "Respiração Purificadora". Para realizá-la, você deve inalar de novo, lentamente, pelo nariz; e quando sentir que os pulmões estão completamente dilatados, expila o ar subitamente — ainda pelo nariz. Desta vez exale com um rápido repuxão do abdome. Faça esta respiração purificadora duas ou três vezes (não mais), e experimentará um efeito "tonificante" e estimulador.

Com a prática da Respiração Dinâmica, estará quase completo o seu programa diário de Yoguismo para uma vida longa e feliz. Lembre-se, você já fez um curto período de Relaxamento Profundo. A este seguirá o seu complemento: a Contração Profunda. Depois dos estiramentos naturais e sustidos, você quererá descansar. Então tem lugar a Respiração Dinâmica. Cria-se logo uma sensação de harmonia e equilíbrio. Resta-lhe apenas mais uma coisa a conseguir.   Deve aprender a exercitar a sua *vontade*.

Capítulo VI

QUARTO PASSO PARA A LIBERTAÇÃO: CONCENTRAÇÃO DINÂMICA

Todos nós somos influenciados por nosso ambiente. No entanto, alguns têm mais facilidade em fixar um limite a essa influência. A não ser que o homem se torne *autoconsciente* (não no sentido de timidez, e sim, no de percepção de sua existência separada como indivíduo), é dominado quase que inteiramente pelas circunstâncias externas. Os homens convocados para o serviço militar podem provir de um meio sensível e culto, e contudo embrutecer-se na atmosfera rude da caserna. Palavrões, que os escandalizaria ouvir em seu lar, logo deslizam imperceptivelmente de seus lábios. Forma-se uma nova perspectiva. Agem diferentemente porque pensam diferentemente. E pensam diferentemente porque sua concentração está focalizada em coisas diferentes.

Os yogues reconheceram a imensa importância da concentração. Eles deduziram que os homens poderiam ser facilmente modificados tanto para melhor como para pior, pela concentração em novos *Samskaras* (ou impressões). Duas pessoas que enfrentem a mesma situação reagirão de maneira diferente. Por quê? — É que uma verá somente uns fatos, e a outra, outros. A maioria dos ocidentais prestará pouca ou nenhuma atenção a qualquer tipo de treinamento mental. Muitos dirão que não podem concentrar-se, o que, por certo, é descabido. Toda pessoa, consciente ou inconscientemente, exercita seu poder de concentração durante o dia todo. Mas, ai! do ponto de vista do bem-estar mental e êxito na vida, este poder é empregado tão-somente num sentido reacionário; isto é, a atenção se fixa em qualquer estimulante que retenha a fantasia. Há, sem dúvida, magotes de indivíduos prontos para saturá-lo com o tipo errôneo de associações mentais: para dizer-lhe que você não está bom, para amedrontá-lo, ameaçá-lo, tiranizá-lo. Se você for bastante infeliz para se submeter a essa espécie de bombardeio sistemático, sua moral pode logo vacilar, *a não ser que se concentre em algo mais*.

Evidentemente, o primeiro passo para a liberdade mental é cultivar este poder concentração; selecionar a sua atitude para com a vida em vez de aceitar as primeiras idéias (freqüentemente depressivas) que invadam a sua mente. Estas primeiras idéias são geralmente devidas a influências externas, embora sejam às vezes modificadas por sua própria condição física. Oh! as manhãs em que você acorda com o "fígado ruim"; os dias em que você enxerga todo mundo com uma vista ictérica! Não tenha dúvida quanto àquilo em que você estará então se concentrando! Você estará "sintonizando" com a onda cujo comprimento é determinado pela sua própria má saúde, pelos erros do dia anterior, vilania de seus antagonistas, e por todos os demais percalços que se alinhem contra você.

Entretanto, você poderá tornar sua longa vida muito mais feliz se você resolver trazer sob controle esta maneira irresponsável de pensar. Noutras palavras, você deve pré-selecionar os alvos de sua atenção e fixar neles o pensamento, de sorte a excluir todas as associações irruptivas. Há uma maneira de consegui-lo, e os antigos yogues possuíam uma fórmula. Quão radical e potente é essa fórmula, poderia ser demonstrado pelo tremendo domínio do faquir indiano sobre o seu corpo. Conseguir suspender a respiração durante vários dias, ou parar as palpitações do coração, ou uma centena ou mais de outras façanhas extraordinárias executadas pelos hatha-yogues, devem demandar uma concentração intensiva. Seu cultivo exige anos.

Felizmente, como a vida civilizada faz pouco uso de poderes tão extremados, não se exige de sua parte nenhum esforço comparável a esse. Para desenvolver a concentração, você necessita de um processo comparativamente simples. Todavia, também exige algum esforço, mormente na etapa inicial.

Esse esforço significa reprimir as reações emocionais, tornando-se "sábio" para com os sentimentos instintivos de ódio, ciúmes, indignação e assim por diante, e substituí-los pelas suas atitudes cuidadosamente escolhidas e preferidas.

O primeiro empecilho à Concentração Dinâmica (como tenho chamado este processo), é a inquietação. Ao invés de permitir que sua atenção seja propelida nesta ou naquela direção pelos *estímulos* efêmeros do momento, a Concentração Dinâmica previne-o contra a auto-submersão nos fenômenos passageiros da vida. Não é coisa fácil adquirir esta atitude de retraimento ou desprendimento; mas, se tentada assiduamente, com o decorrer do tempo *pode ser* cultivado o estado — verdadeiramente abençoado — mesmo pelos temperamentos mais erráticos e nervosos. É também, por certo, um cultivo valioso. Jamais pode ser saudável uma personalidade irrequieta. Nada produz tanta devastação no sistema nervoso como uma mente vacilante e agitada.

O homem médio da rua é uma criatura de reflexos automáticos. Se é feliz em suas associações, prospera. Se, ao contrário, está rodeado de acabrunhamentos, críticas, tirania ou coisas piores, seus pensamentos acrescentarão automaticamente fogo às chamas que o estão consumindo. É somente na medida em que pensa *por si mesmo* que ele pode tornar-se independente.

Talvez se possa argüir que ele jamais poderá ser totalmente livre, por causa dos numerosos *estímulos* subconscientes que entram no processo pensante. Isso é verdade; mas por que sermos totalmente escravos das reações automáticas? Eis onde tropeça a educação civilizada. Ela ensina tudo, menos como pensar. A educação é quase inteiramente abstrata. Não se ensinam as crianças a *viver*. Em vez disso, são cuidadosamente educadas na dura reação. Um dia nossos modernos psicólogos poderão dar menos atenção aos problemas neuróticos e planejar novos meios de desenvolver a independência mental. Ou talvez possam os psicólogos ser empregados por um ditador para tornar as respostas humanas ainda mais automáticas do que no presente. Com efeito, o estudo da Yoga mostra que isto poderia acontecer, e as perspectivas são deveras alarmantes.

Há cinco mil anos a Yoga foi definida como "o domínio completo da mente e das emoções". Efetivamente, esta é a primeira declaração que faz Patanjali (*) em seu famoso *Sutras*, que constitui a Bíblia da Yoga. Enquanto este domínio completo não for realizado — ensinou ele — ninguém poderá tornar-se realmente "consciente de si mesmo". Comumente, os homens se acham tão intimamente identificados com o seu próprio quadro confuso da vida, que estão por completo absortos e perdidos nele. Desenvolvem opiniões e "valores" que são meras projeções de seu meio ambiente. Chegam a "conclusões" que são simplesmente a soma de hábitos rotineiros, tradições, costumes e assim por diante. O conjunto de sua vida baseia-se num processo "de pensar" que apenas reflete os sentimentos e sensações que experimentaram mais recentemente.

A Yoga procurava tornar o indivíduo consciente de sua condição como *unidade separada e distinta das manifestações externas da vida*. Procurava desenterrar sua personalidade das impressões confusas e em conflito. Muito antes que Freud e Adler determinassem a ânsia por auto-expressão, o instinto de autoconservação, etc., como as forças motrizes na vida humana, a Yoga já havia alcançado e ultrapassado este marco. Com efeito, os psicólogos modernos estão ainda porfiando por compreender a mente humana, por deduções extraídas de seu comportamento. Naturalmente que, quanto mais se aprofundam, tanto mais difícil, se não impossível, se torna dissociarem seus próprios preconceitos e fantasias do espírito investigador.

Os yogues procederam de maneira inteiramente diversa, e mais direta: o conhecimento de si mesmo. Pelo desenvolvimento de concentração e meditação intensas, ensinava-se ao estudante o imediato conhecimento de seu *eu interno*. Ele sabia muito bem quão responsiva era a sua natureza ao meio e a experiências passadas. Mas também sabia que a cadeia de reações automáticas, que normalmente se confunde com o pensamento, poderia ser interrompida pela ação da vontade. A função de

---

(*) *Patanjali*, famoso filósofo hindu, considerado o fundador ou principal comentador da filosofia yogue. Viveu antes de Cristo 200 anos, segundo os orientalistas, e 600 ou 700 anos, segundo os ocultistas. Foi autor da célebre obra *Yoga-Sutras* ("Aforismos de Yoga"), bem como de um tratado de Medicina e Anatomia, e de outro em torno da *Gramática* da autoria de Panini. (*N. do T.*).

pensar e a de sentir poderiam ser reguladas e controladas em sua própria fonte. Assim, se preferisse, o homem poderia modificar todo o quadro do mundo. E a primeira mudança nesta nova e melhor direção era aprender a pensar *numa só coisa por vez*. Noutras palavras: a concentração real.

Assim, "dominando o pensamento", achou-se possível subjugar uma mente irrequieta, pacificar uma disposição nervosa, e cultivar o que chamo Autofé. Ao yogue isto significava que ele começava a viver virtualmente uma nova vida. Para atingir este objetivo, praticavam-se rigorosas disciplinas mentais, que não se coadunam conosco nos dias de hoje. Seriam impraticáveis sob as condições modernas.

O objetivo do antigo yogue era *Samyama*, a forma mais profunda de meditação, em que ele gozava o êxtase da união com o Divino. Esta última forma de meditação era atingida em duas etapas. A primeira era *Dharana*, concentração tão intensa que o estudante focalizava uma só coisa por vez, com exclusão de todas as demais. (Isto pode parecer muito fácil, porém, de fato, é extremamente difícil e requer longa prática.) A segunda etapa era *Dhyana*, estado de contemplação em que o controle do pensamento e do sentimento se torna perfeito e absoluto. Assim iniciando, o estudante atinge finalmente o adiantado estado de *Samadhi* ou união com o Divino, um estado de infinita beatitude.

Todavia, o nosso obstinado método ocidental nos manda ser mais "realistas" e "práticos". Precisamos aprofundar nosso poder de concentração para evitar atividades dispersivas. É uma razão suficiente. Se, mais tarde, desejarmos experimentar outros efeitos benéficos colaterais, tanto melhor.

Para tornar nossa concentração um poder mais forte, devemos então começar por analisar nossos próprios processos mentais. Eles modelam, numa vasta extensão, o quadro que formamos da vida e que está continuamente se modificando. Tornamos os coloridos mais brilhantes ou mais obscuros, segundo o nosso arbítrio. *Alterando nossas atitudes desde já, podemos também exercer uma influência direta sobre nosso futuro, porque os atos de amanhã têm sua origem hoje.*

Tão simples são estes fatos, que ninguém lhes liga importância. Aceitamo-los, continuamos... e os esquecemos Mas é justamente aqui que o Yoguismo nos determina uma pausa. Se, regulando nossos hábitos mentais (em outras palavras, desenvolvendo nossa concentração), podemos fazer algo de nossas vidas presentes e algo diferente de nossas perspectivas futuras, devemos pôr mãos à obra. Devemos cessar de viver como autômatos.

Modificar os hábitos mentais de uma existência não é, por certo, tarefa fácil. A concentração é a única chave para abrir esta porta. Por sorte todos nós possuímos esta chave, embora se enferruje, se negligenciada. Sem dúvida, é uma chave terrivelmente difícil de ser usada. Diga a você mesmo: "Eu farei isto'... e logo sua atenção oscila, e você se encontrará fazendo outra coisa (Freqüentemente, não fazendo nada!)

"Concentração Dinâmica" é o nome que dei à técnica de Yoguismo para modelar e afiar este formidável poder, que se acha latente em todas as mentes. É "dinâmica", porque a concentração que desenvolvemos tem um impulso, energia e força de proporções incríveis. Com a Concentração Dinâmica você pode prender sua mente em qualquer tarefa, embora difícil e desagradável, o bastante para levá-la a cabo com êxito.

A maioria das pessoas tenta melhorar sua concentração jungindo-a a coisas de vulto. Exemplo típico disso são as resoluções de Ano Novo. Você resolve abandonar o fumo, as blasfêmias, os exageros, etc. (por que são as resoluções de Ano novo geralmente as coisas que *não* fazemos?). Depois intervêm os acontecimentos, e você se esquece de sua resolução. A "vontade" ali estava, mas não o ingrediente mais importante: a concentração dinâmica. Tal concentração é unidirigida e sustida; unidirigida no sentido de que ela prende efetivamente a mente a uma só coisa num dado tempo, e a mantém ali o tempo necessário para tornar essa coisa uma realidade.

Normalmente somos muitíssimo impressionáveis. Nossa atenção se lança daqui para ali, à medida que passamos de uma influência para outra. Praticando a fórmula da Concentração Dinâmica, você primeiro treinará sua mente a refrear a teimosia e as tendências dispersivas em relação a coisas simples. Segue-se, portanto, que você estará logo melhor equipado para cuidar de coisas maiores, porque seu treinamento anterior terá tornado sua mente mais flexível e responsiva.

A fórmula consiste em focalizar o pensamento — todo o pensamento — num único ponto infinitesimal, como ponto de partida. Pode ser, literalmente, a ponta de um alfinete: nada melhor. Ora, se você deseja, o "alvo" pode ser a a estampa de um lenço ou o desenho de um pedaço de papel mural, ou uma simples letra numa página, ou um símbolo traçado numa folha de papel. Pode ser uma coisa qualquer (quanto mais simples, melhor), mas tem de ser *um objeto definido*.

Agora, durante trinta segundos exatos, focalize seu pensamento neste alvo, qualquer que seja a sua forma. Mas não — note bem — nas impressões evocadas em sua mente pela simples "concentração" no alvo. Essa espécie de concentração não é unidirigida.

Você pode crer que trinta segundos sejam um tempo curto para este exercício, mas quando você o fizer, o período lhe parecerá uma eternidade no começo. Lembre-se: você deve empenhar todo o seu mecanismo pensante, de sorte que toda a sua atenção, toda a sua imaginação e toda a sua consciência fiquem inteira e completamente monopolizadas por uma única coisa. No começo isto parecerá uma coisa totalmente inexequível. Mas é possível com a prática e por isto você deve tentá-la repetidamente, até sentir sua mente fatigada. Isto significa que no início você abandonará o exercício após alguns minutos.

Mas não se desencoraje! Tente de novo amanhã e nos dias seguintes. *Durante um mês, diariamente,* entregue-se a esta "prática do alvo", com toda a regularidade. Subitamente, ei-la, mais fácil... mas não enquanto não a houver tentado algumas vezes e, de maneira alguma, de a haver tornado uma rotina diária. Todos, seguramente, podem reservar os poucos minutos diários requeridos. Não se desculpe com o pretexto de que está "demasiado ocupado". Nem tampouco porque no começo você ache o exercício cansativo. Se lhe parece cansativo, é porque nunca antes, em sua vida, você levou sua mente a pensar única e exclusivamente numa só coisa, durante um período de vários minutos.

O que sucede durante estes breves exercícios na Concentração Dinâmica? De súbito você aquieta a mente, que normalmente tem sido um mar tempestuoso. As vagas encapeladas são momentaneamente abrandadas. Se a tempestade de pensamentos continuamente enfurecidos em sua mente pode ser aplacada durante um breve segundo apenas, ela poderá — lembre-se — ser aplacada por um período muito maior. Mas isso requer exercício.

Naquele momento sua mente se assemelha à Cabina de Controle de uma grande organização. Sua cabina é continuamente alimentada por mensagens e sinais transmitidos *via* órgãos dos sentidos. Você se tornou tão hábil em registrar, decifrar e coordenar todos esses dados, que dificilmente se apercebe da pressão exercida sobre o seu sistema nervoso à medida que uma série de dados é substituída por outra, e novas impressões sucedem às antigas.

Às vezes este fluxo contínuo de sentimentos e idéias perturba certas pessoas, que então se mostram mal-humoradas, excitáveis, inconstantes, irresponsáveis. E não é de admirar! Pois, que saibam ou não, todos os que não exercitam a arte da Concentração Dinâmica têm que arcar com um fundo subconsciente de tensão tremendamente exaustiva. Tornam-se apreensivos e agitados; praticam loucuras; entregam-se a tolas tagarelices; abrigam infundados temores, e não fazem o que lhes cumpre, por medo ou esquecimento.

Quando você aplica a Concentração Dinâmica fixando a atenção num alvo sem importância, desenvolve, com o decorrer do tempo, domínio mental de uma nova categoria. Pode escolher uma onda de comprimento mental, por assim dizer, *e permanecer nessa onda todo o dia, suceda o que suceder*. Você pré-seleciona uma perspectiva (e conseqüentemente, através dessa atitude, influencia grandemente a sua atual experiência da vida). Do poder deste discernimento depende toda diferença entre um dia feliz, pois os indivíduos "pré-sintonizados" podem enfrentar incólumes a maldade e o infortúnio. Nenhuma soma de ciúmes e inveja pode afetá-los. A vida não somente torna-se mais feliz, mas também adquire finalidade. Desde que a mente tenha sido dinâmicamente treinada para pensar segundo linhas álacres e construtivas, tudo o que acontece se torna meramente outra alavanca para ajudar as realizações.

Sem tal Concentração Dinâmica, o que acontece? Conhecidos taciturnos e duvidosos nos desencorajam. Conhecidos críticos e céticos suscitam questões pessoais. Companheiros iracundos e perturbadores são indiscretos. E assim se perde de vista o objetivo central num labirinto de futilidades. Talvez amanhã você tente de novo. Mas nada se realizará se forem errôneas as suas associações. Nem poderá você fazer o almejado progresso enquanto uma feliz combinação de circunstâncias não sossegar nem limpar o seu caminho. Todavia, mui raramente se encontram tão felizes combinações de circunstâncias... pois as mentes dos demais estão tão irrequietas quanto a sua própria. Também eles estão vacilantes e indecisos, e assim se interpõem uns aos outros.

Completamente à parte das vantagens práticas de aplicações diárias da Concentração Dinâmica, há um ganho sutil, já insinuado. A prática o habilitará a evitar que você se enleie nos detalhes da vida diária. Com a Concentração Dinâmica você cultivará atitude mais desprendida, o que em si é um meio de se imunizar das espicaçantes torturas das desatenções e maldades alheias. Normalmente você vive num âmbito acanhado; de fato, tão acanhado que uma palavra extraviada pode ferir sentimentos e uma ação descuidada pode causar disputas. É insensata esta propinqüidade, pois as boas coisas, não menos que as desagradáveis, o excitam *demasiado*.

Considerando quanto as emoções e ações flutuam durante o dia, em resposta a cada nova impressão sensória recebida, é extraordinário que a saúde da gente média não seja pior do que o é. Seu sistema nervoso está sujeito a muita pressão e penas desnecessárias, que o cultivo de uma atitude desprendida evita totalmente.

Podemos agora demonstrar por que motivo quem pratica Concentração Dinâmica tem mais probabilidade de uma vida longa e feliz. É que não mais o vitimam as emoções flutuantes. Sintonizando sua vida com uma onda de comprimento de sua própria escolha, adquire "voz ativa" sobre o futuro. Obtém um equilíbrio e objetividade internos que imediatamente se comunicam aos outros. A expressão parece mais jovem. Os hábitos e gestos mais econômicos e tranqüilos. Os trabalhos melhoram, à medida que aprende a aplicar todos os poderes numa só coisa por vez. Afasta a tensão criada por interesses em conflito. Sobretudo, quando as condições lhe são contrárias, não perde a cabeça. Evita ser indevidamente perturbado, porque não engolfa a sua personalidade no que acontece lá fora. Havendo cultivado uma atitude desprendida, acha-se em melhor posição para resistir aos choques e decepções da vida; e desde que não seja "derrubado" por eles, pode rapidamente aplicar-lhes a ação terapêutica. Para ele, aborrecimentos e atrapalhações são cinzas do passado. Recua e observa a vida, em vez de se deixar embaraçar diante dela. Quanta economia em sofrimentos, decepções e hipertensão!

Com o progresso da Concentração Dinâmica, o indivíduo se torna mais coordenado, e uma personalidade mais equilibrada; sem ela, não passa de um feixe de reações automáticas. Um indivíduo tem um sentido de direção; o outro se enchafurda aonde o conduzem as associações casuais. Um tem coragem e independência, o outro é obsedado pelo medo e submissão. Um aceita a fortuna e o infortúnio com igual desprendimento; o outro é um produto dos maus humores ditados pelos azares do dia.

Os que têm efetivamente praticado a Concentração Dinâmica sabem por experiência própria quanto é eficaz. Se é tão eficaz para eles, também o é para você. De fato, provavelmente já está sendo eficaz para você, porém à maneira de uma rotina errônea. Pois é um fato que, embora a concentração no estado consciente seja uma tarefa excessivamente árdua, ela se realiza a todo tempo no nível subconsciente, sem o mínimo esforço de sua parte. Muitas indisposições físicas são produzidas sobretudo por ansiedades e tensão subconscientes. Algum temor ou tensão que dinamicamente se apposse da mente causa irritações que se manifestam como moléstias. A medicina moderna admite este fato. Há sobejas provas de se poderem simular doenças graves por meio de sugestão mental e tensão interna (*).

Consideremos como opera a Concentração Dinâmica nas doenças. Qualquer que seja a causa de suas enfermidades, a maioria dos pacientes recorre a um médico para curá-las. To-

---

(*) Fenômenos simuladores dos inerentes a uma moléstia orgânica do coração, podem ser produzidos em algumas pessoas normais submetidas à hipnose, segundo um relatório procedente da Escola de Medicina da Califórnia. Os pacientes foram cinco estudantes normais. O funcionamento do coração foi determinado com o eletrocardiógrafo. Sob a hipnose pôde-se fazer palpitarem mais depressa os corações de todos os estudantes, consoante a sugestão feita. Quando se sugeriu a ansiedade e a ira, o eletrocardiograma

dos esperam que o médico receite, ministre e faça todo o possível, enquanto permanecem acamados e concentrados em seus males. Não é de admirar que sejam necessárias drogas fortes para sacudir os pacientes de seu estado de auto-hipnose. A recuperação começa realmente desde o momento em que o doente assume alguma responsabilidade pela obtenção de sua melhora, ao invés de descarregar todo o ônus sobre os ombros do médico. Isso o ajudará ainda muito mais quando ele descobrir que a cura deve ter lugar *dentro de si mesmo*. Os médicos podem iniciar o trabalho de cura, porém depois de certo ponto deve o paciente tomar e completar a tarefa.

Esta Concentração Dinâmica é um tratamento a ser auto-subministrado. E por isso os pacientes não a apreciam. Requer esforço pessoal. Convida os doentes a "focalizarem" algo afastado de sua moléstia e numa hora em que esta lhes é um assunto de absorvente interesse!

Vimos assim, agora, muitas maneiras de se aproveitar este poder dinâmico de concentração para melhorar o padrão de vida. Vimos como pode ela reduzir a um pequeno circuito os lesivos e dispersivos conflitos diários que anteriormente nos desencaminhavam. Vimos como pode libertar-nos do esforço oriundo de uma tensão desnecessária e das angústias de uma decepção evitável. Sabemos que quando o tivermos desenvolvido, estaremos libertos do vagalhão da confusão, distração e conflitos que constituem o fundo subconsciente do viver normal. Sabemos que poderemos reduzir esta pressão, podar as múltiplas irrelevâncias. Melhor saúde é a nossa primeira conquista. Habilidade em nossa tarefa, clareza em nossa percepção geral e de detalhes, segurança em levar até o fim um plano predeterminado, apesar do que aconteça, tais são as demais vantagens.

Pode parecer fantástico que se consiga tanto com exercícios diários tão simples. Se isso lhe acode, é porque você ainda ignora a natureza caótica de sua vida mental. Com os pensamentos se atropelando de todos os modos e com a ausência qua-

---

de um estudante mostrou modificações semelhantes às encontradas numa autêntica moléstia orgânica do coração. Os fenômenos comprovaram algumas das dificuldades em diagnosticar uma verdadeira moléstia cardíaca. — *New York Times.*

se total do controle das reações automáticas, é natural duvidar alguém que de tão pouco se possa colher tanto.

Contudo, exigem realmente tão pouco os exercícios de Concentração Dinâmica? — Infelizmente, não. Os exercícios aparentam ser simples, porém são de difícil execução. Todavia, cada vez que você conseguir reduzir o número de pensamentos em sua mente, obterá um domínio extra sobre o futuro. Por fim você descobrirá que *a mente se converte naquilo em que se detém*. Em verdade esta descoberta nada tem de novo. Nem é uma exclusividade da Yoga. Tal conhecimento tem sido dominado pelos homens de todas as épocas; conhecimento tão verdadeiro, tão evidente, e no entanto seu significado jamais foi plenamente apreendido. Quão freqüente ainda nos precisarão repetir que "O homem é aquilo que ele pensa em seu coração?" (*).

Certamente, este poder sobre os pensamentos pode ser levado ao ápice. Equivale então ao êxtase ou "união com Deus", experimentado pelo yogue em seu retiro solitário sobre a montanha. Ele dedica toda a sua vida à meditação: muito antes da alvorada, inicia a sua prática diária, numa única postura, permanecendo horas em profundas abstrações. De tal modo controlou a febril atividade de sua mente, que uma só, uma única idéia anima a sua mente: reunião com Deus. A autoridade cristã a esta absorção mística se contém em numerosos textos familiares: "Aquietai-vos e sabei que sou Deus" (**) por exemplo. O yogue sabe, sem dúvida, como aquietar-se, em sua mente, para abrir seu coração a Deus.

Mas aqui, no Ocidente, a vida marcha num passo demasiado acelerado para permitir uma concentração tão intensiva, prolongada e abstrata. Basta-nos podermos assenhorear-nos deste ato de uma forma parcial e, como dizemos, "mais prática". Intoxicar-se de Deus é uma experiência de que a maioria de nós se contentará em ter uma vaga idéia. Os afazeres diários nos comprimem, banindo o misticismo. Gostaríamos de viver mais calmamente, mais felizmente, e durante um período maior de tempos. E se aplicarmos a magia da Concentração Dinâmica, poderemos consegui-lo.

(*) *Provérbios* 23: 7. (N. do T.).
(**) *Salmo* 46-10. (N. do T.).

Capítulo VII

MASTIGUE MAIS E REJUVENESÇA

Quanto mais o animal humano "progride" além do ambiente natural, tanto maiores se tornam as suas complicações.

Em nenhuma parte se vê esta verdade mais fortemente evidenciada do que nos hábitos humanos de comer.

Houve tempo em que o homem se alimentava de comestíveis frescos, vivos. Então a maior parte de seu dia era dedicada a obtê-los. E quando comia, deitava-se e relaxava. Pode haver ignorado que esta prática o ajudava a digerir o seu alimento. Contudo, ajudava-o.

Mas a vida progrediu — e tornou-se mais complicada. Gerações sucessivas planejaram e construíram para tornar tudo mais "eficiente". Fêz-se da obtenção e preparação de alimentos um detalhe a ser relegado para os especialistas. Atualmente, em vez de se alimentarem, os homens empregam outros para alimentar-se.

Era inevitável a transição. Ergueram-se grandes cidades sôbre terrenos otimamente produtivos. Passou a haver muito mais coisas para fazer, e menos tempo para fazê-las. Isso tornou "natural" confiar-se a peritos a produção, preparação e distribuição de alimentos. Hoje em dia uma multidão destes especialistas atende a cada uma de suas refeições.

Para seu prazer, ó poderoso leitor! esses escravos que o servem são ativos desde o amanhecer até o escurecer. Trabalham para você desde o momento em que se lança a semente no solo. A própria terra é *fortificada* com adubos químicos. Tão logo os produtos começam a aparecer, são *desinfetados* com pulverizações químicas. A colheita é então *enlatada, encaixotada, salgada, congelada, ou* então *conservad*a segundo suas conveniências. Para aguçar o seu paladar, ela foi *aromatizada*. Para agradar sua vista, foi *colorida*. Para satisfazer os céticos, foi "melhorada". Finalmente — perdoem-nos os céus — ela é cientìficamente *naturalizada* numa fábrica moderna, linda, higiênica.

Pode significar economia de trabalho ter você sua alimentação assim servida. Mas ser-lhe-á útil? Significará realmente um progresso?

Como que em resposta às dúvidas que já despontam em sua mente, surge uma nova legião de peritos para animá-la. Nem bem você sai da mesa, já ansioso por seu próximo reencontro com o último bocado que acaba de engolir, ei-los que ali estão, crivando-o de perguntas. Falta de energia? Distúrbio hepático? Necessidade de uma recuperação? Não, não, meu caro senhor ou senhora, não vendemos remédios. Isso está agora fora de moda. O de que o senhor necessita, para manter-se em forma e bem, é uma boa dose diária e forte de Vitaminas!

Bem hajam os dietistas! Homens e mulheres bons e dignos, de infinitas habilidades. Um agrupamento democrático, também, pois defendem conceitos de surpreendente variedade. Você pode ter dúvida quanto à exatidão matemática com que eles rotulam o conteúdo colorífico de seus alimentos. Mas incline-se, incline-se mais ainda; sabe que eles levam vantagem sobre você. Pois, de fato, você *sente* instintivamente falta de Vitamina A. Você tem lido que cada adulto necessita de seis mil unidades diárias. Você está certo de que não adquire essa soma. Vitaminas B, C e D, também: da última você deve obter seiscentas unidades diárias e não pode convencer-se inteiramente de que está se beneficiando o suficiente de uma ração completa.

Aumentam as complicações! E contudo se conhece apenas um punhado destas Vitaminas essenciais! Espere, até que leia algo sobre outras Vitaminas que a ciência está empenhada em descobrir. Então você terá realmente algo para aborrecê-lo: talvez se venha a recomendar um tipo diferente de pílulas vitaminosas para cada prato alimentício.

Aqui estão os dietistas e — não se engane — aqui estão para ficar. Se não necessitássemos deles, não nos rodeariam.

Enquanto comermos alimentos desvitalizados e freqüentemente mortos, necessitaremos dos serviços destes dietistas vitais e amiúde vivazes. São indispensáveis. Certamente é desconcertante que alguns deles advoguem apenas seiscentas unidades diárias de Vitamina A, ao passo que outros insistem num total de cinqüenta mil. Um pequeno detalhe certamente será logo resolvido pelo progresso! Ao mesmo tempo, a característica importante é que os dietistas o estão tornando consciente da Vitamina. Porque, no decurso do tempo, você poderá resolver-se a fazer algo acerca desta questão de Vitaminas. Poderá mesmo decidir-se a tomá-las naturalmente, pela boca, *como alimentação viva*.

A Vitamina A, por exemplo, que capacita as células do corpo a resistirem à infecção, é a sua principal defesa contra moléstias. Não procure o seu químico de Vitamina A, a não ser que esteja muito mal e necessite de urgente tratamento da "crise". Agradeça ao dietista que está tão interessado em vender-lhe cápsulas, e entabule uma tranqüila conversa com o seu verdureiro. Peça a este que lhe traga mais folhas de beterraba, verduras, folhas de nabo, couve e brócolos, pois os vegetais copados são a fonte natural da Vitamina A, e a fonte natural é a melhor e mais econômica fonte de suprimentos Os produtos lácteos são outra fonte de Vitamina A: leite, manteiga, ovos. As frutas também as fornecem, especialmente o abricó. Na família da carne também se encontram o fígado e a carne de carneiro. Seja ou não favorável à dieta vegetariana, cuide que sua alimentação inclua vegetais frescos e produtos lácteos, sempre que puder.

Ao contrário da crença popular, existe apenas um complexo de Vitamina B. Este grupo influencia muito a digestão. Como a digestão, por sua vez, regula a soma de nutrição extraída de qualquer alimento, é evidente que o complexo de Vitamina B assume alta importância. O trigo é a fonte natural mais maravilhosa deste complexo. Contudo, bem sei que nenhum alimento é tão mal tratado.

Consideremos o que ocorre com o grão comum de trigo. Depois de crescido, é decapitado, depois debulhado, moído, lavado, peneirado, joeirado, misturado, amassado e assado. De qualquer modo a dinâmica centelha de vida contida no tão sofrido grão de trigo sobrevive a todas estas maquinações mortíferas. Mesmo assim não está tudo terminado. No processo final, seus minerais naturais, o farelo e a semolina, são *removidos*. Depois se lhe *adicionam* tricolito de nitrogênio e greda. O resultado é a farinha de trigo, mas não censure os moinhos por isso, nem a colheita do trigo. Justamente o germe vivo de trigo tem de ser separado se nos cabe alimentar vastas comunidades, o que exige que a farinha seja armazenada em grandes depósitos, por longos períodos. Não se "conservaria" viva uma farinha que se tem de manufaturar morta. Com o tempo você cultiva uma liga para esta farinha branca desvitalizada. Pior ainda: você começa a suspeitar da farinha integral genuinamente grossa!

Hoje em dia apenas alguns moleiros, em localidades campestres, vendem farinha integral moída em pedra: a farinha natural que, transformada num rico e delicioso pão assado, uma pessoa em cada milhão prova. O pão branco não lhe dá a Vitamina B, mas o pão de farinha integral certamente lha dará. Nozes, ervilhas, feijão, lentilhas, repolhos e brotos de couve são outras fontes deste grupo de Vitamina B. Assim também os produtos lácteos, fígado e levedura.

A Vitamina C é uma conservadora da juventude, e melhor se obtém das laranjas, limões e *grape-fruits,* mas *frescos*. Se você não os pode conseguir, procure as desprezadas fôlhas de nabo. Como as cascas de batata, elas são comumente jogadas fora, a despeito do fato de que constituem a parte mais nutritiva da planta.

Podem-se escrever livros inteiros, e com efeito se têm escrito, sobre as diversas famílias vitamínicas. Têm-se construído amplos laboratórios para preparar estas Vitaminas artificialmente. Contudo, *o homem e a mulher medianos podem obter todas Vitaminas de que necessitem, livres de ônus e independentemente de guias especializadas.* Tudo o que precisam fazer é comer alimento fresco — rapidamente cozido, ou cru se possível — porém, acima de tudo, *alimentos não industrializados, preparados para a mesa logo após a colheita.* Por certo, estes alimentos devem ser comidos conscientemente; quero dizer, comidos com a mente pacífica e quando haja tempo para mastigá-los adequadamente. Lembre-se: prefira o alimento fresco ao alimento seco, desidratado, enlatado, supercozido, de prolongado armazenamento. Alimente-se em horas disponíveis; é melhor não se alimentar do que alimentar-se afobado. E, sem dúvida, com a mastigação conveniente.

Ainda não se compreendeu realmente que a digestão começa imediatamente após a introdução do alimento na boca. Se se despeja o alimento no estômago antes de sua completa trituração pela mastigação conveniente (durante a qual os sucos digestivos bucais se misturam com o alimento e o preparam para o estômago), torna-se inevitável a indigestão. E onde haja indigestão, pode estar certo de que o valor integral do alimento consumido não está sendo absorvido pela corrente sangüínea. Então, por mais que você coma, seu corpo permanece subnutrido.

Infelizmente, dois terços da dieta comum consiste de alimentos mortos ou desvitalizados. Toda a vez que você vir a expressão "refinado" aplicada a um gênero alimentício, esteja certo em deduzir que isso realmente significa *desvitalizado*. Como já se explicou, nenhum alimento é tão completamente desvitalizado como o grão de trigo quando "refinado" em farinha. Ah! uma porção substancial das refeições tomadas nos países ocidentais consiste deste produto sob uma forma ou outra: pão: massas, pudins, etc., todos inteiramente faltos de matéria nutritiva. Se anteriormente, você prestou pouca atenção às suas refeições, é bem segura a conclusão de que já está comendo demais desta substância. Por certo a farinha branca o abarrota; mas não o nutre.

Podemos, pois, pôr de lado a questão das Vitaminas, sabendo que se comermos mais alimento *fresco* em seu estado natural, automaticamente nos asseguraremos uma ração plenamente vitaminosa. Isto se refere a todas as Vitaminas, tanto conhecidas como desconhecidas.

Melhor ainda: se você possui uma horta ou terreno, poderá cultivar seus próprios vegetais. Então poderá garantir de maneira absoluta a manutenção de um suprimento regular de Vitaminas frescas naturais, o alimento que contém todo o necessário para preservar a saúde.

Nos tempos modernos temos desenvolvido colheitas "forçadas", regando o solo com ingredientes químicos que estimulam a fertilidade — temporariamente. Mais cedo ou mais tarde se aprenderá a lição das vastas erosões criadas pela desarborização e lavoura química. Então saberemos que as melhores colheitas, as melhores Vitaminas, nascem no solo que tenha sido cuidadosamente tratado segundo as sábias diretrizes da Natureza. Todo dono de um quintal pode ao mesmo tempo produzir alimentos muito superiores em sabor e mais carregados de Vitaminas do que os oferecidos em feiras-livres. Pode consegui-lo sem usar os prejudiciais ingredientes químicos ou pulverizadores. Cooperando com a Natureza em vez de se lhe opor, pode cultivar vegetais mais resistentes às devastaçõe das pragas e doenças.

Primeiro, cabe-lhe compreender que o solo não é matéria morta, inerte. É algo vivo, em que fervilham milhões de bactérias. Quanto maior o número de bactérias, tanto mais fértil o solo. Por que?

As bactérias decompõem os alimentos da planta. Tornamnos utilizáveis à planta, reduzindo-os a um estado em que a planta possa absorvê-los,

Você pode aumentar o número de bactérias em seu solo, melhorando a condição física do solo, de sorte que as bactérias possam multiplicar. E pode fazê-lo sem elementos químicos prejudiciais. Consegue-se, adubando a terra com grandes quantidades de matéria vegetal parcialmente deteriorada. Isto torna o solo rijo, mais permeável. A água pode então filtrar-se por ele mais facilmente. Assim você cria um solo ligeiramente arenoso, mais retentivo de umidade. As bactérias operam na matéria vegetal parcialmente deteriorada, além de decompô-la ainda mais. À medida que as bactérias do solo se multiplicam, melhora a fertilidade.

Poderá você arranjar esta usina de força para sua horta? Em outras palavras, onde poderá obter quantidades suficientes de matéria vegetal parcialmente deteriorada para adicioná-la ao solo vivo? Formando montes de adubos — note o plural *montes*, não um monte apenas — e enriquecendo assim a sua horta pela Lei de Retribuição.

Mui freqüentemente se dá o nome de monte de adubo ao que não passa de um monte desordenado de lixo num canto da

101

horta — um terreno alimentador de insetos nocivos e de terçóis aos seres humanos. Reserve uma parte da horta ou quiçá um bocado disponível de terreno vizinho para criar o seu alimentador da horta. Sugiro que se faça um cercado retangular, feito com algumas estacas e tela de arame. A quantidade ideal seriam três desses cercados. O primeiro seria reservado para o adubo já em amadurecimento; o segundo, para o monte em formação, e o terceiro, para os materiais mais duros (tais como os talos de repolho, galhos podados, etc.) que inegavelmente levam muito tempo para se deteriorar. O tamanho de cada cercado deve ser proporcional ao tamanho da horta ou terreno; corresponde aproximadamente a 1,20m. por 0,90m., para um lote de 24 a 30 metros.

Os materiais para a adubação devem consistir de todo resíduo vegetal, refugos de colheitas, gramas segadas, ramos podados, ervas capinadas anualmente, etc. Podem ser suplementados por rebotalhos vegetais da cozinha, segaduras e folhas de um parque público próximo, folhas amontoadas pelos varredores de ruas, plantas marinhas, samambaia, lúpulos gastos: tudo isso se pode usualmente obter à custa apenas do trabalho de removê-los. Quando não se possa conseguir nada disso, deve-se comprar palha, que geralmente é barata.

Sem dúvida se poderia empregar estrume de estábulo ou fazenda, e haveria o que fazer com ele. Mas nesta época o que se chama de estrume não passa de palha, e por um preço escandalosamente alto.

A todas as horas, em sua produção de alimento doméstico, você deve ter em mente que seu objetivo é aumentar *naturalmente* o número de bactérias a seu serviço, e mantê-las o maior tempo possível trabalhando. De passagem, há nisto um reflexo interessante do modo como a Natureza insiste nos períodos regulares de repouso. Normalmente, quando a temperatura do solo cai durante o inverno, as bactérias cessam sua atividade. Elas então relaxam! (Repousam até que a temperatura do solo se levante de novo na primavera).

Ora, a acumulação de quantidades de matéria vegetal parcialmente deteriorada serve a um duplo propósito. Além de estimular a atividade das bactérias na medida do progresso do apodrecimento, essa matéria forma uma substância esponjosa castanho-escura conhecida como *humo*. A presença de grandes quantidades de humo protege a cor do solo e incrementa a fertilidade. Por que?

É bem sabido que as cores escuras absorvem muito mais calor solar do que as cores claras. É por isso que no verão usamos cores mais claras do que no inverno, e que as roupas usadas nos trópicos são sempre claras. É um fato estabelecido que no inverno o solo preto se esquenta mais rapidamente do que o solo claro.

Assim o círculo completo é:

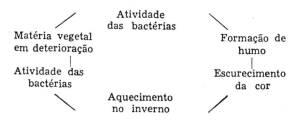

A fertilidade da fazenda gira em torno do "monte de esterco", como lhe dirá qualquer bom fazendeiro. A fertilidade da horta ou do terreno deve igualmente girar em torno dos montes de adubos. Quando sistemática e inteligentemente tratados, os montes de adubos não o incomodam e o capacitam a produzir suas próprias Vitaminas.

O esterco de aves e coelhos constitui bom "ativador", e necessita apenas da adição de um pouco de cal hidratada. O processo é muito simples. Empregue dez centímetros de lixo vegetal; dez centímetros de esterco seco de aves e coelhos, pulverizado; dez centímetros de lixo vegetal comprimido, e finalmente uma aspersão de cal hidratada. As camadas devem ser continuadas nessa ordem até atingir uma altura de 1.20m. a 1,50m., e depois se deixa sazonar enquanto se forma um segundo monte. O tempo que leva para sazonar variará segundo a estação do ano e os materiais empregados. Um monte feito no verão, contendo uma alta percentagem de podas de grama e de viçosas carpiduras anuais, sazonará mais depressa do que um feito de folhas e de pontas de ramos de árvores no outono. Talos de repolho e de couve de Bruxelas, aparas macias, e assim por diante, devem continuar num monte separado e por período maior até se tornarem parcialmente putrefatos.

Um monte de palha se forma da mesma maneira, porém antes se deve umedecer bem a palha. Palha de embalagem antiga ou enfardada é preferível à palha solta, pois a primeira está mais fragmentada e absorve a mistura mais facilmente. Operação importante ao preparar-se adubo de palha é umedecê-la antes de colocá-la no monte; é necessário pôr-lhe muita água. Quando sazonado, o produto resultante é quase indistinguível de um bom esterco de fazenda, tendo o mesmo cheiro de amoníaco, a mesma cor e a mesma contextura.

Entre abril e setembro (*) você deve procurar manter sua terra constantemente sob cultivo, mas no lote melhor tratado há ocasiões em que uma porção da terra pode ficar desocupada por um ou dois meses. Aqui se pode cultivar uma plantação de adubo verde, a mostarda; ou se resiste ao inverno, aveia. Logo que esta plantação atinja dez ou catorze centímetros, deve ser pisada com os pés e revirada. Logo as bactérias transformarão estes tenros rebentos em humo rico e fértil.

Os princípios acima dispensam ingredientes químicos. Baseiam-se na Lei de Retribuição Natural, que constitui a base de toda a saúde alimentar e de toda agricultura sã. Capacitarão qualquer um a possuir um pequeno lote de terreno para estabelecer sua própria Fábrica de Vitaminas e sustentar toda a sua família com o que mais genuinamente se aproxima do "alimento miraculoso". Não se deixe enganar aceitando qualquer alimento como "miraculoso" e nele depositando todas as suas esperanças. Alguns dietistas fazem alarde do "yoghurt", um leite de cultura búlgara, tal como, no Oriente, outros proclamam o arroz como sendo um alimento "miraculoso". Ambos são, com efeito, esplêndidos alimentos — quando não estragados pela superprodução. Por exemplo, nenhum yogue oriental

---

(*) Escrevendo na Inglaterra, o autor se refere, naturalmente, a esta época do hemisfério norte, onde a Primavera e o verão incidem entre março e setembro; no hemisfério sul, porém, incidem entre setembro e março. (*N. do T.*).

cogitaria de comer arroz polido, que é comercialmente produzido no Ocidente. *Seu* arroz é o natural, envolvido na película carregada de Vitamina.

Também se poderia chamar o trigo de alimento "miraculoso", mas se não fosse comido sob a forma de pão branco, com eliminação da sua película doadora de saúde.

A verdade é que todos os alimentos vivos, frescos e não manipulados são *alimentos* miraculosos, pois todos eles têm algo a oferecer-lhe, sejam vegetais, frutas, produtos lácteos, carne ou pescado. Todavia, o seu valor nutritivo pode ser destruído na preparação para a mesa. Por isso aconselho que os alimentos que tenham de ser cozidos o sejam pelos processos rápidos. Recomenda-se o cozimento por pressão, porque não produz o menor dano.

Existe então algo como uma dieta ideal de Yoga? Não! Muitos yogues são vegetarianos, porém também há muitos que não o são. Dificilmente se poderia imaginar dieta menos vegetariana do que fígado mal passado. Contudo é um alimento popular na Índia, e os dietistas ocidentais agora confirmam ser ele um dos reservatórios naturais mais ricos em Vitaminas A e B.

Em matéria de alimentação, resolvamos não ser caturras. Nada pode causar mais irritação num lar do que uma teimosia alimentar. Se você aprecia uma dieta vegetariana, siga-a por todos os meios; mas não se julgue por isso superior. Não seja compelido a pregar as suas virtudes enquanto os outros estão empenhados em obter suas proteínas de uma fonte menos natural: *a carne!*

Não coma por hábito. Há horas em que o apetite está "ausente". Respeite-se. Constituem a maneira de a Natureza adverti-lo a que descanse; assim, não force uma alimentação porque o relógio diga "É hora de jantar". Acima de tudo, o que quer que coma, seja fresco ou enlatado, desidratado ou carregado de Vitamina, não o coma com as emoções transtornadas. Para que a operação digestiva seja integral, seu subconsciente, que supervisiona o processo, deve achar-se em paz. Se você está zangado, aflito ou com qualquer outra perturbação emocional, a digestão será incompleta.

Estes assuntos são importantes, e contudo são tão freqüentemente desprezados, que os repito. É preferível não se alimentar do que comer sob paixão; ou quando, embora gozando boa saúde, não sinta fome. Quando sentir os intestinos embaraçados e a fome desaparecer, acate o aviso e sossegue. Em lugar da alimentação de que não necessita, submeta-se ao Relaxamento Profundo.

Finalmente, uma vez por mês, como uma rotina normal, pratique meu "exercício" de Um Dia de Jejum. Não o prejudica, não interfere em sua energia, e não o impede de continuar as suas atividades. Como lanche matinal desse dia, tome suco de laranja fresca: nada mais. Como "almoço", "lanche" ou "chá" da tarde, tome de novo suco de laranja! Somente isso, mas tanto quanto gostar, e seja frio, gelado ou quente, segundo o seu desejo. Pode parecer não ser uma refeição muito substancial, mas ser-lhe-á altamente benéfica Todos aspiram por umas férias. Inclusive o seu estômago!

Talvez seja mais fácil obedecer este Jejum de Um dia num domingo, quando você se achar em casa e puder repousar; porém sem dúvida o dia pouco importa realmente: só importa uma limpeza mensal na Mola Interna. Ao recomeçar a comer, concentre-se numa dieta *viva* e não terá que se preocupar com Vitaminas. Isto ocorrerá mui especialmente se observar uma precaução posterior. *Não faça seu estômago trabalhar ao máximo!* Nenhuma fábrica faz seu maquinário funcionar a uma velocidade máxima, porque os seus técnicos sempre reservam uma margem para evitar desgastes. Aplique este princípio de margem em sua alimentação. Poupe o seu estômago! Reduza os desgastes — em outras palavras, a fadiga e esgotamento — levantando-se da mesa sempre antes de se sentir plenamente "lotado".

Estas regras não devem ser ignoradas pelo simples fato de algumas delas não parecerem claras. Reveja seus hábitos de comer da última semana e se surpreenderá com o número de leis que infringe. Com efeito, seu estômago é muito maltratado, não sendo, pois, de surpreender que ele incidentalmente abrigue um protesto doloroso.

Certos azafamados homens de negócio podem rejeitar minhas idéias porque "tomam demasiado tempo". A esses digo:

Mastigação sã equivale a economia sã. Pois evita contas de médicos, o que em si é uma proposição comercial. Reduz o tempo que se perde com as doenças. Conserva-os louçãos em suas atividades. Aumenta suas energias e aptidões.

Não é mister estudar dietas. Nem procurar alimentos miraculosos (freqüentemente dispendiosos). Não é necessário comprar tabletes de Vitamina fabricadas, ou coisa semelhante. Tudo que se necessita é um pouco mais de seleção em torno do que você come, e um pouco mais de tempo dedicado a mastigá-lo.

Então você poderá mandar os dietistas passear. E deixar os químicos com suas ocupações entre as pessoas cujo mundo "eficiente" ainda oferece um lugar para eles. Ademais, sua longa vida e felicidade, que você está tentando garantir por outros meios, serão ampliadas.

É tanto mais sensato ter *sua* participação nos lucros dessa antiga apólice de seguro, quanto loucura seria deixá-la prematuramente para outros.

Capítulo VIII

O YOGUISMO MODERNO E AS ESCOLAS TRADICIONAIS

Convido-o agora a fazer uma pausa e a refletir no terreno percorrido. Alguns dirão. "Mas muito do que você disse é puro senso comum". Exatamente! Um motivo a mais para ser posto em prática. Não menospreze um assunto só por ser prático e simples. Na realidade você desperdiçará seu tempo se não *aplicá-lo*. É esta a única maneira de se poder pôr à prova o Yoguismo.

Principiemos pelos exercícios da Concentração Dinâmica. Poder-se-ia revesti-los de muitos rótulos científicos, como atualmente está muito em voga, porém isso os tornaria mais complicados e menos eficazes. Não o decepcione a simplicidade da técnica: domine-a tentando executá-la diariamente por alguns minutos, e se surpreenderá com o maior controle adquirido sobre o processo pensante.

Numerosas pessoas fracassam na vida por causa do tolo hábito do devaneio mental. Voam de uma coisa para outra, não fixando a atenção em nada. São como que refugos boiando nas águas da vida; e quem senão eles são os culpados? São nossos próprios defeitos, principalmente, que nos entravam.

Outros, também, sem ser por devaneio mental, permitem que seus pensamentos sejam dominados por idéias destrutivas. Talvez a causa primária esteja num ambiente desagradável; por exemplo, alguém que esteja continuamente ouvindo falar de suas deficiências, suas fraquezas, etc. Se você se sintonizar por algum tempo com tal coro, acabará crendo nisso. A fraqueza de caráter, que no começo lhe era injustamente atribuída, torna-se, por fim, totalmente real. Por quê? — Porque a mente da vítima absorve automaticamente o que se lhe lance.

Imponha uma dieta à sua mente! Antes de tudo não lhe permita "superalimentar-se" de devaneios mentais, que são uma espécie de nutrição intelectual caótica. Não mastigue simplesmente isto e aquilo, sem um cardápio definido. Não aceite todos os petiscos colocados em sua frente. Selecione-os um a um.

Tudo gira em torno desta destreza de concentração. É admissivelmente difícil. Alguns dirão: "Acho a concentração impossível". Isto é absurdo, pois todos se concentram. O que lhes cabe fazer é aprofundarem a sua concentração, e começarem a dirigi-la construtivamente.

Nas etapas iniciais, o principiante achá-lo-á incômodo. Mas se perseverar, fazendo um ou dois exercícios diários de Concentração Dinâmica, freará logo a tendência errante de seus pensamentos e os submeterá a controle. Pela primeira vez se fará consciente da arte do pensamento selecionador. Analisando os seus pensamentos, aprenderá a reduzir-lhes o número durante o período do exercício. Normalmente, os pensamentos são legião; uma idéia sugere uma outra; esta uma terceira, e assim por diante, indefinidamente. Mas agora, durante estes exercícios, você pode deter esta multiplicação automática. No começo o esforço é realmente muito árduo, mas a prática o torna cada vez mais fácil. Durante o período de seus exercícios, diminuirá o número de pensamentos, até que, por fim, você poderá focalizar toda a sua mente numa única coisa.

Logo se lhe evidenciará a extensão das vantagens obtidas. Depois de tudo, o fundamento de toda fraqueza de caráter é a inabilidade para fazer o que se deseja, devido aos conflitos e distrações. Alguns destes conflitos residem dentro de nós mesmos, porém em sua maioria são externos. A Concentração Dinâmica classifica os conflitos, elimina as distrações.

Apenas se lhe pede que você atenha sua mente por breves períodos numa única coisa. Pode ser no tique-taque de um relógio, na chama de uma vela, ou num ponto final de uma página impressa. "Só isso? — dirá você — como pode ser possível que isso me proporcione mais domínio em minha *vida?*" Mas não é pouca coisa: é uma tremenda façanha mental. Distende os seus músculos mentais, por assim dizer, da mesma forma que a Contração Profunda apela para os seus músculos físicos. Estimula a sua mente da mesma maneira que os exercícios físicos estimulam o seu corpo. E atua na causa radical do mau temperamento, intemperança, impetuosidade, etc., porque estas tendências se desenvolvem quando os seus pensamentos se acham fora de contrôle. A Concentração Dinâmica disciplina o seu processo pensante.

Estes "simples" exercícios de concentração têm, de fato, uma influência de longo alcance. Cultivam uma atitude mental mais serena na vida cotidiana. Significam menos cansaço físico, menos pressão nervosa. Você se torna um indivíduo mais equilibrado. As circunstâncias externas terão menos poder para deprimi-lo ou enfatuá-lo. Sua visão se tornará menos pessimista, mais imparcial.

"Mas não se tornará a vida mais monótona quando você atingir esta imparcialidade final?" Ao contrário, ela se tornará algo totalmente maior.

Que alívio libertar-se da tensão: encarar a vida face a face e sentir-se inalterável ante o que quer que suceda! Você adquire um sentimento de independência moral. Não mais incidentes. Não mais excitações descabidas. Prazer, sim. Felicidade, sim. E desprazer e infelicidade, também; mas nenhum destes precisará prendê-lo muito, ou ser sentido demasiado profundamente. Você não se enterrará na tristeza, mas a aceitará e se manterá firme. como alguém independente, incólume e invicto.

Não imagine ser boa coisa "galgar" o alcantilado sétimo céu quando a vida escoa fácil, apenas para mergulhar-se no abismo do desespero quando as circunstâncias conspiram contra você. Isso é fácil e frágil; com efeito, não implica nenhuma ação de sua parte; meramente reação a pressões externas, atuando desta e daquela maneira. Nem é viver. Significa vegetar; eis tudo. Com uma atitude mais desprendida e calma, certamente você não diminuiria, mas, antes, aumentaria a sua capacidade para um viver agradável. E você também prolongaria esses dias mais felizes, pois no fundo haveria menos tensão e cansaço a solapar a sua saúde.

Nada há de intrìnsecamente novo acerca da técnica da Concentração Dinâmica. Pertence muito à Yoga. Os exercícios sugeridos não visam, todavia, a intensidade de abstração preconizada por todos os sistemas históricos de Yoga. Tradicionalmente, o estudante aprendia primeiramente o *Pratyahara,* que significa afastar a mente de tudo, menos de um simples pensamento. Como se sabe, isso não é fácil. Mas também não é impossível: pode ser feito!

Nosso objetivo, no Yoguismo, é volver para fins construtivos esta arte de focalização, de sorte a nos tornarmos cidadãos mais aptos e refinados. O objetivo do yogue era muito mais profundo. Era o seu primeiro passo no caminho para a União com Deus.

De *Pratyahara* ele passava para o estado de *Dharana,* pelo qual se torna perfeita a arte da concentração. Mas já, neste estágio, nos separamos dele: prosseguimos em nossas ocupações diárias, ao passo que ele busca um novo mundo de misticismo. O yogue vai além, praticando singulares disciplinas que o habilitam ainda mais para a abstração mental. Logo ele ultrapassa a forma mais profunda de concentração, e alcança o estágio conhecido como *Dhyana*: um estado de intensa meditação. Agora ele se encontra temporariamente fora do contacto com o mundo físico, contudo, ainda se sente insatisfeito. Acena-lhe o *Samadhi*: ele deve aprofundar sua meditação ainda mais, até que, por último, se torne consciente de uma coisa, e de uma única coisa: perfeita absorção em Deus.

Naturalmente, concentração desta espécie requer anos de prática intensa. Divorcia-se completamente da moderna vida cotidiana. Tudo quanto os ocidentais advogam como capaz de aproximar da Yoga· tradicional, permanece altamente especulativo. Pessoalmente, não creio que possam ir muito longe. Com efeito, o que a Yoga tradicional requer de seus discípulos estontearia as bem-intencionadas pessoas cujas traduções esparsas de vagos textos sânscritos são tão freqüentemente oferecidas como "autêntica" Yoga. Receoso de que algum leitor desta obra seja iludido por elas, eu gostaria de assinalar que a Yoga tradicional insiste no jejum regular, não-atividade, silêncio, independência de qualquer tipo de rotina, resistência à fraqueza de toda espécie e, acima de tudo, evitar associação com outros.

111

Esta existência algo eremítica pode ser boa para a alma, mas colidiria com as responsabilidades hodiernas e por certo seria impossível num meio civilizado. Envolveria afastar de seu convívio toda a sociedade feminina; todos os confortos, como camas, assentos e roupas; todos os prazeres, como iguarias apetitosas, música, ornamentos; todas as posses, como ouro, prata, cobre, jóias; tôdas as diversões, como danças. Significaria privar-se de esposa e filhos; locomover-se a pé e não de carro; renunciar a todo poder e autoridade. E isto são apenas alguns dos impedimentos mínimos à Yoga, relacionados no *Siva Samhita* e no *Hatha-Yoga Pradipika*, autoridades clássicas sobre Yoga autêntica.

Não haja a menor dúvida de que o retiro do yogue genuíno de associações mundanas deve ser completo e absoluto. Em adição, deve ele observar os dez *Yamas* ou mandamentos: Nunca ofender ninguém, nunca roubar, nunca pecar contra a continência; mas sempre falar a verdade, estar pronto para perdoar, demonstrar compaixão, ser sincero, comer pouco e manter um estado de grande limpeza externa e interna (a última lavando os instestinos de acôrdo com um complicado exercício de Hatha-Yoga).

Onde quer, pois, que você ouça proclamar que esta ou aquela Yoga é a autêntica e a genuína, devem encontrar-se os padrões acima, qualquer que seja a denominação dada aos muitos sistemas de Yoga. Os que se arvoram em Gurus ou instrutores, se autênticos, não lhe deixarão nenhuma dúvida quanto à sua pureza excepcional. Seu dia se iniciará muito antes da aurora, quando êles se levantam em sua habitação simples e primitiva para entrar no bendito estado de *Samadhi,* em cuja condição de abstração continuarão por muitas horas.

Quem quer que estude a genuína Yoga deve, assim, estar com os olhos bem abertos; pois ai! são numerosos os falsos instrutores, e demasiado lestos para se imporem aos não-iniciados. Creio ser impossível praticar a Yoga tradicional sob as condições de nossa civilização, e que quem proclamasse havê-lo conseguido, ou está equivocado ou é pretensioso. Aqui nos achamos, vivendo no século XX, em casas modernas, com confortos modernos para os sêres humanos, obrigações modernas e serviços modernos. Não pretendamos o que não somos, nem condenemos precipitadamente a época e o meio cujos frutos saboreamos. Apesar de suas imperfeições, a civilização tem *alguns* pontos bons. Ela pode encorajar-nos a levar uma existência acanhada e não-saudável, mas poderemos evitá-lo se quisermos e, embora gozando dos benefícios civilizados, conservar nossa saúde e aumentar nossos anos por meio de exercícios e atitudes sensatas. Inquestionavelmente, a genuína Yoga tem uma contribuição a dar. Mas nossa própria educação e ambiente tornam impossível a um ocidental absorvê-la integralmente. Impõe-se uma acomodação, qualquer que seja o ramo de Yoga escolhido.

No sistema do Yoguismo procurei facilitar esta acomodação para os ocidentais. Rejeitam-se os aspectos fantásticos das Yogas tradicionais. A adaptação visa reconhecida e intencionalmente a vida civilizada cotidiana. As sutilezas dos primitivos textos sânscritos ficam reservadas a um punhado de eruditos modernos que possuem o equipamento técnico para compreendê-los. O que nos interessa são as vantagens práticas, tanto quanto possamos obtê-las sem interromper inteiramente a vida.

Recolher-se ao retiro numa montanha solitária pode ser necessário à prática de *Samadhi,* porém isso está fora do alcance dos indivíduos do século XX. Contudo, quem negará o valor de alguns minutos diários gastos por alguém, em sua casa, no Relaxamento Profundo? Vou mais além para afirmar que qualquer pessoa que dedique toda uma hora por semana a este exercício, se tornará, no decurso de alguns meses, alguém mais sadio e mais capaz em todos os sentidos. Por este pequeno incômodo ele será mil vezes recompensado. Nem precisa ele preocupar-se com abstrações yóguicas. Não precisa incluir nisso experiências místicas; com efeito, se ele pretende continuar a viver uma vida normal, melhor o fará sem elas. Mas uma hora por semana, passada em seu próprio cômodo, isolado dos demais membros da família — uma hora de completo repouso físico e mental — rejuvenescerá o seu corpo e acalmará seu sistema nervoso de uma maneira que nada mais poderia conseguir. Pode-se fazer necessária uma discreta organização para criar as condições e a oportunidade, nos lares comuns, porém se você fizer a experiência umas poucas vezes, não necessitará de encorajamentos para prosseguir.

Até aqui tenho apresentado os quatro exercícios básicos em formas isoladas. Em verdade, eles se acham intimamente integrados. Um estado realmente dinâmico de concentração não pode ser conseguido sem dominar a arte do relaxamento. Igualmente, é impossível executar o Relaxamento Profundo sem ligar o pensamento dinamicamente a cada estiramento particular. Os quatro exercícios básicos de Yoguismo se completam reciprocamente. Sua prática tornará e manterá sua mente e corpo jovens.

Capítulo IX

TEORIAS E PRÁTICAS DA YOGA TRADICIONAL

Conquanto seja impossível praticar no século XX a Yoga autêntica (e creio que já disse o bastante para mostrar que é realmente impossível), pode-se no entanto, obter um vislumbre do oceano de especulações que o envolvem.

Em que acreditavam os yogues de antanho, que viveram existências austeras, introspectivas? Declarei que foram eles os pioneiros da Psicologia moderna. Pode-se provar isto?

Há cem anos, se tanto, pouco se conhecia no Ocidente sobre Psicologia. Certamente haviam tomado corpo outros ramos de pesquisas científicas: mas a Psicologia tardou a chegar. Há um século a própria palavra "psicologia" havia apenas começado a circular.

Que o homem civilizado haja chegado tão tarde ao cenário do descobrimento da mente, é em si um fato significativo. Foi lento no estudo de sua própria mente, porque sua natureza era materialista. Monopolizavam-lhe a atenção outros interesses mais "sólidos". A indústria, a invenção, a velocidade: coisas deste gênero é que lhe prendiam e cativavam a imaginação. E nelas se tornou hábil, tão proficiente que hoje ele sabe mais, muito mais, acerca das operações de seu relógio do que de seu cérebro. É verdade que esta falta de interesse por sua própria personalidade está sendo paulatinamente sanada. O homem civilizado sabe como organizar, apesar de tudo o mais que ele ignore. Logo que concebeu a idéia de investigar o seu mundo mental interior, pôs mãos à obra, à sua maneira característica. Dissecou os órgãos do cérebro, com a esperança de enlaçar na armadilha as forças que ali operassem. Inventou máquinas de grafar reações mentais. Empreendeu todo tipo de experiências controladas. E, tal qual se poderia esperar, formou uma galáxia de teorias para explicar tudo esmerada e sistematicamente. Todavia, experiências recentes conduziram a teorias recentes, e hoje em dia todo o campo de pesquisas mentais é trepidado por numerosas conjecturas em conflito. Entre as várias escolas de Psicologia, é freqüentemente intensíssimo o seu sentimento, e a nova ciência, que chegou tão tarde, parece estar destinada a permanecer um campo de batalha durante décadas futuras.

Embora esta noção de exploração do Eu seja nova para o homem moderno, certamente jamais o foi para os antigos. Durante milhares de anos se preocuparam com o Eu os expoentes da Yoga. Vinda, como veio, através de séculos e mais séculos, a sua fraseologia se nos afigura obscura e esquisita aos ouvidos, mas a sua substância nos atrai.

Embora tenham vivido muito antes do desenvolvimento dos métodos científicos, eles se distanciaram de nós tanto na extensão como na intensidade das suas investigações. Todavia, dizê-lo não é desacreditar as atuais pesquisas psicológicas. Conquanto materialistas na forma, elas supriram hiatos que os yogues menosprezaram com o seu desejo de ressaltar a raiz da matéria.

Patanjali foi um dos maiores psicólogos em Yoga. Justamente ele e a época exata de sua existência permanecem um mistério. Mas os historiadores concordam em que ele reuniu, em seus famosos *Sutras,* a melhor síntese de Yoga jamais compilada. Sua obra consistiu em editar idéias correntes durante centenas de anos, condensando esta riqueza de material numa súmula altamente seletiva. Esta súmula, chamada os *Yoga-Sutras,* pode ser adquirida em várias traduções, mas eu advirto o leitor que, embora se trate de uma fonte básica das teorias de Yoga, seu estudo significa um labor muito árduo.

É de se lembrar que Patanjali escreveu para contemporâneos seus, e não para a posteridade. Ademais, escreveu para indivíduos que estavam já trilhando a senda da Yoga, e não para principiantes. Assim, com brilhante economia, ele pôde, numa visão telescópica, reduzir a sentenças capítulos inteiros, e a palavras, parágrafos completos. É por isso que, conquanto todos os *Sutras* ocupem menos de dez páginas de tipos graúdos, oferecem um bem elaborado esboço de Psicologia e Filosofia.

Patanjali não se preocupou com argüições convincentes ou particulares. Suas declarações são feitas "friamente", não dialeticamente. Ele sabia que seus seguidores não necessitavam de ser convencidos. Tudo o que solicitavam era uma teoria compreensiva, à qual pudessem ajustar fatos verificados por experiência pessoal. Patanjali lha deu numa dose notavelmente pequena.

No Ocidente acostumamo-nos a associar a meditação com místicos e monges. Patanjali não alimentava tal ilusão. Aconselhava todos a exercitá-la como um primeiro passo para a autocompreensão. "Que mais natural do que estudar a mente por tal observação interna?" parecia ser a sua pergunta. Contudo, antes de poder alguém começar a compreender a mente, tem de discipliná-la e treiná-la na técnica da compreensão. Daí a grande soma de análise introspectiva que acompanha todos os ensinamentos tradicionais de Yoga, não sendo nenhuma exceção os de Patanjali.

Nosso moderno instinto científico tenderia a rejeitar estas práticas meditativas, considerando-as um simples truque. Porém com igual direito poderia o yogue recusar nossos próprios inventos científicos e estatísticas estéreis. Ele os rejeitaria porque somente arranham a superfície. Diria que tais resultados eram, em todo caso, falíveis, por estarem sujeitos a interpretações por mentes não treinadas em discernir a realidade da ilusão.

Aqui, pois, exatamente no começo de nosso exame nos encontramos numa encruzilhada: a diferença entre o processo investigador moderno e o antigo. O yogue se lançava audaciosamente na preamar da análise interna; o cientista moderno vadeia discretamente próximo à praia, receoso de que alguma vaga de "emocionalismo" o submerja.

Patanjali definiu a Yoga como um meio de fixar e controlar o pensamento e sentimento. A não ser assim, concluía, como poderemos distinguir entre o verdadeiro e o falso? Daí o aprofundarem os *Sutras* esta sentença, verdadeiramente a sua principal. Desde logo deparamos com a distância que os separa dos métodos psicológicos modernos.

117

Quando o *chitta* ou "estofo mental" tiver sido fixado e controlado — quando, em outras palavras, nossa concentração houver sido aguçada de maneira a podermos efetivamente dirigir nossos pensamentos — então a mente subsiste em "forma inalterada". O pensamento volátil é estancado. As emoções flutuantes são detidas. Pela primeira vez, o indivíduo se torna consciente do Eu.

Na vida normal, o Eu submerge num mundo totalmente ilusório e efêmero. Aceitam-se falsas idéias relativas ao tempo, realidade, e assim por diante. Também normalmente estamos conscientes do Eu simplesmente pelo que imaginamos ver, ouvir, tocar, etc. Em outras palavras, permitimos que os fenômenos se interponham entre nós e nosso verdadeiro Eu. Não logramos adotar um conceito desprendido e independente; antes, o que pensamos é algo que nos é *imposto,* a todo tempo, de fora.

E o que sabemos de nós mesmos resulta destas impressões confusas e distorcidas. É então de admirar que saibamos tão pouco acerca da personalidade humana, em face de nosso estado mental caótico?

Patanjali alinha cinco tipos de função mental: alguns dolorosos e outros agradáveis. Tais funções, segundo ele, são: Conhecimento, Confusão, Ilusão, Sono e Memória. Eles, e somente eles, são os instrumentos que usamos para modelar nosso quadro da vida.

Examinemos estes instrumentos. O Conhecimento deriva da clara percepção e inferência. A Confusão deriva de nossa incapacidade para discernir um quadro verdadeiro de um falso, isto é, vemos uma coisa sob forma que é contrária à sua natureza real. A Ilusão deriva de mal interpretar palavras como realidades (por favor, tomem nota, filósofos modernos). Quanto ao Sono, todos nós estamos acordes em que ele tolhe a percepção externa; e a Memória é uma exata recordação do passado.

Patanjali nos aconselha a seguir, que examinemos mais criticamente nossa atividade mental: que estejamos em guarda contra tomarmos erroneamente fantasia por conhecimento, ilusão por realidade. Tendo assim nos advertido, passa a indicar os meios pelos quais podemos aplicar tal discernimento.

O controle da mente é a chave. Adquire-se este controle disciplinando o pensamento e cultivando uma atitude desprendida. Como disciplinar o pensamento? Pela concentração. Como tornar-se desprendido? Cessando de imergir o seu Eu no mundo externo, flutuante e ilusório dos sentidos.

Evidentemente, tal disciplina mental e desprendimento são possíveis somente através de um esforço persistente. Hábitos indisciplinados de pensamento não podem ser refreados por esforços irregulares e não sistemáticos. Temos de ser sumamente entusiastas, contínuos e incansáveis em restringir as impressões mentais. No início esta restrição será sobremodo exaustiva e desanimadora. Mas a recompensa final — uma mente clara e segura — justificará certamente o esforço.

Cada estágio no admirável tratado de Patanjali representa não um simples passo avante, mas um salto miliário. Por exemplo, o desprendimento, que o famoso filósofo indica como o próximo estágio, significa uma tremenda conquista. Importa em mais, muito mais, do que desprender simplesmente seu conceito do Eu, do quadro da vida, formulado por meras percepções sensórias. Abrange mais, muito mais, do que simples "retraimento". Expressa, sim, integral desassociação de seu Eu dos frutos da ação. Corresponde a um ato de completa renúncia. No Ocidente poderia, quiçá, tornar-se mais compreensível lembrando as palavras de Cristo: "A menos que vos torneis criancinhas, não podereis entrar no Reino do Céu". Para os leitores ocidentais, até aqui estas palavras imortais talvez tenham significado meramente uma inocência simples. Mas a Yoga nos preceitua que as encaremos muito mais profundamente, se quisermos gozar esta vida superior.

No começo, o desprendimento tende a se tornar espasmódico. Com a prática pode tornar-se um estado fixo. Então a mente não estará mais à mercê dos sentidos. Atingiu o *Samadhi*.

Ninguém pode atingir o *Samadhi* pela simples introspecção negativa. Só o torna possível uma aproximação discernidora e enérgica. Sem dúvida o ajudam as devoções espirituais. Pantajali declara que a devoção a Deus é uma das rotas mais rápidas; uma devoção que tome a forma de uma contemplação da idéia de Deus, de tudo o que Ele significa e implica.

Certos "obstáculos" já terão erguido suas feias cabeças para desencorajarem o prosseguimento. Tais "obstáculos" são: má saúde, enfado, ceticismo, descuido, indolência, materialismo, ignorância, desvios e falta de perseverança. Experiências desagradáveis também podem desencorajar a continuação. A fim de evitá-las e de ajudá-lo a superar os "obstáculos", o estudante deve praticar exercícios de respiração e concentração especiais. Deve também criar uma atitude generosa e tolerante para com os demais. Acima de tudo, deve transpor o portal da meditação — meditação nos santos, meditação em Deus — pois esta meditação é o maior de todos os meios para controlar as atividades mentais. Se a mente está assim controlada, é capaz de realmente refletir, tal qual puro cristal, tudo o que se vê.

Patanjali discorre sobre os vários tipos de meditação, dos quais o mais elevado é a "completa absorção", um estado em que nada mais existe para discernir e a mente se torna perfeitamente equilibrada.

Isto nos conduz ao final da primeira parte dos *Sutras*. A segunda é mais técnica, contendo instruções específicas sobre os vários exercícios de Yoga. De nôvo a página inicial se afasta dos métodos psicológicos contemporâneos. Deve-se levar uma vida austera, dedicando-se ao Serviço Divino — diz Patanjali. Hão de ser bem poucos os psicólogos ocidentais que iniciam seus estudos com esta preparação! Agora o objetivo de Patanjali é libertar o perquiridor de cinco impedimentos a um ulterior progresso: (1) Ignorância, (2) Orgulho, (3) Desejo, (4) Aversão e (5) Mêdo.

Destes cinco obstáculos, considera-se a ignorância como o maior. O pensamento da maioria dos indivíduos é dominado por estes "obstáculos". Sua ignorância resulta de tomarem o aparente pela realidade. O orgulho provém de identificarem seu Ego, e conseqüentemente seu conceito da vida, com as desencaminhadoras impressões dos cinco sentidos e, efetivamente, com os próprios sentidos desnorteadores. O desejo deriva da importância ligada ao prazer. A aversão é o retraimento normal e instintivo de tudo o que cause desprazer ou dor. O mêdo é o temor ao desconhecido, fundamentalmente provocado pelo terror à morte.

O método de banir estas motivações é a Concentração. Educando a mente a fixar-se intencionalmente numa coisa, é possível livrar-se de todos os impedimentos — diz Patanjali. E aqui ele nos transmite um conceito diretamente detestável aos povos ocidentais: a idéia do *Karma* e da Reencarnação. Enquanto não se libertar destes cinco impedimentos — declara Patanjali — não pode o Eu livrar-se da roda dos renascimentos. Quanto tempo perdurarem estes obstáculos, tanto será o tempo em que o Eu estará fadado a experimentar vezes após vezes as atribuições dos renascimentos.

É inevitável o *Karma,* que são as conseqüências naturais de ações passadas. Mas desde que evite cuidadosamente a ignorância petulante, a ilusão, o desejo, e assim por diante, o Eu pode criar *Karma* de uma nova espécie. Ao procurar criá-lo, o Eu se tornará consciente de sua separação e independência dos fenômenos fugazes e passageiros da vida cotidiana. Descobre que estes acontecimentos, até aqui encarados como reais e independentes, não passam de projeções de uma mente confusa.

Assim, pela renúncia, pela diligente separação da causa dos efeitos, pelo claro discernimento entre o falso e o verdadeiro, o hábil nessa prática alcança por fim a libertação. Tem que se tomar certos votos sagrados, e observá-los em seus mínimos detalhes, em todos os momentos: não-violência, completa honestidade, perfeita continência, ausência de desejos e não roubar. Quando o yogue houver eliminado toda violência de seu pensamento e ação, cessará a inimizade. Com a completa honestidade a verdade brilha. Com a perfeita continência, ele adquire maior energia. Com a ausência de desejos, a vida se torna mais simples e despreocupada, pela primeira vez. A atitude do yogue é agora supremamente entusiasta, concentrada, auto-segura e *contente.* Através da eliminação, libertou sua mente da impureza e substituiu a antiga ilusão pelas esplendentes percepções espirituais. Através da devoção, chegou a conhecer a Deus. Através de *asana* (ou posturas) e *Pranayama* (exercícios respiratórios), estabilizou o sistema nervoso. Através do relaxamento, aprofundou a sua qualidade de meditação. E através da meditação, subjugou completamente os sentidos.

Na Terceira Parte dos *Sutras* são dadas instruções sobre a técnica atual da meditação. Primeiro que tudo, *Dharana*: fi-

121

xação da atenção num único objeto qualquer, prática esta que, quando aperfeiçoada, dá à mente a habilidade para efetuar *Dhyana* (ou união com o objeto escolhido). A mente então se absorve por completo no objeto. Nenhum pensamento fugaz, nenhuma emoção passageira pode agora perturbar a calma superfície do pensamento. *Samadhi* é a etapa final, em que esta concentração mística se torna tão perfeita que excede à própria união como tal; agora existe tão-somente o objeto.

Isto explica por que é que os devotos da Yoga se põem durante dias, num estado isolado, metafísico, completamente alheios ao mundo material, integralmente absortos e serenos. Atingiram o *Samadhi*. Mas não o haviam atingido na véspera. Isso requer anos de auto-renúncia, e regularidade na execução de complicados exercícios físicos e respiratórios, determinados para controlar todas as sensações "normais" corporais e mentais. Uma vez alcançado o *Samadhi*, a mente pode apreciar o conhecimento direto. Anteriormente, tal conhecimento era impossível. Agora, no entanto, o passado e o futuro estão fundidos; o finito e o infinito se tornaram um só; desenvolveram-se todas as modalidades de poderes psíquicos. Nem o conhecimento liberado do yogue se limita a este planeta: sua iluminação é tão completa, que nada no Universo está fora de seu alcance. O espírito, ele pode deixar o seu corpo por longos períodos. O corpo subsistirá sem alimento; não o afetarão os germes, calor ou frio.

Na quarta e última parte dos *Sutras*, discute Patanjali o Eu que controla as funções mentais. Não se deve confundir êste Eu com o mecanismo mental. De fato, a filosofia de Patanjali é trina. Ela postula: (1) um Eu; (2) uma Mente; (3) um Mundo Físico, todos os três separados e existindo à parte. Nestas passagens finais, somos solicitados a estudar as relações entre os três. Logo compreendemos que esta Autovigilância, que visaram os primeiros *Sutras,* é um estado exaltado e todo-poderoso, totalmente estranho ao "tacanho" conceito ocidental da espiritualidade. Diz Patanjali que o yogue aprende a forjar novas vidas para o seu Eu: desenvolve novas mentes, novos corpos, através do renascimento. E a Memória — um dos instrumentos básicos, como o leitor deve lembrar-se — é retrotraída além dos limites de uma simples vida para recordar encarnações precedentes, de sorte que o yogue, por último, concebe a soma de todas as suas vidas e conhece a meta para a qual avança o seu Eu subliminal. À medida que ele se movimenta de vida em vida, as ações separadas pelo tempo e espaço, realizadas através dos corpos e mentes anteriores, se tornam parte de quadro coordenado. O passado, o presente e o futuro se fundem numa unidade. "Nada há que o Eu não conheça". A este Eu — Você, essencialmente imortal e eterno — continua, sempre distinto da mente, dos corpos e dos fenômenos externos em que esteve anteriormente "perdido". Assim passa o Eu de vida em vida, num processo de purificação, até que cesse tudo o que seja maculado, ilusório e falso, e se alcance para sempre o sublime preenchimento.

O esboço acima delineado dos *Sutras* indicará as amplas linhas gerais em que prossegue a metafísica da Yoga. Todavia, não se deve julgar que as instruções careçam de explicações pormenorizadas. Por exemplo, o comentário de Bhoja sobre os *Sutras* alinha cinco estados mentais: dispersão, confusão, estabilidade imperfeita, concentração, absorção. Há "Oito Resultados Principais", segundo escreve Hans Anderson. São: *Anima* — a habilidade para tornar-se pequeno como um átomo; *Mahima* — a habilidade para aumentar de tamanho; *Laghima* — a habilidade para diminuir o peso do corpo; *Garima* — a habilidade para aumentar o peso do corpo; *Prapti* — a habilidade para transportar-se pelo espaço; *Prakayama,* a habilidade para materializar os próprios pensamentos; *Vashitva* — a habilidade para dominar a natureza; e *Ishitva* — a habilidade para governar todas as coisas.

Parece-me que os eruditos sanscritistas e outros se equivocam quando interpretam estes "resultados" tão literalmente. Não têm de ser encarados como realidades físicas, e sim, como realizações mentais. "Tornar-se pequeno como um átomo" corresponde, seguramente, à capacidade de se concentrar no infinitamente pequeno. "Ser transportado através do espaço" é, certamente, pela percepção extra-sensória (um fenômeno agora cientificamente verificado), e não fisicamente como sobre o tapete mágico do desejo.

123

Isto também se aplica aos "Trinta Resultados Subsidiários", que incluem feitos tais como converter-se num ser invisível (seguramente não semelhante a uma fada, porém pela extrema meiguice do espírito, etc.). Mas nenhuma de tais recionalizações toma em consideração os "Seis Atos de Purificação" que cabe a todos os yogues autênticos empreender. Um destes atos é a limpeza dos intestinos; primeiro, introduzindo ar nos intestinos e forçando a sua expulsão; depois, introduzindo água e a seguir expulsando-a. Tais exercícios são evidentemente perigosos e difíceis. A limpeza do estômago, outro dos Atos de Purificação, está igualmente fora do alcance da maioria dos estudantes ocidentais. Significa engolir um farrapo, de cerca de sete metros e meio de comprimento e depois vomitá-lo. (O nariz limpo de maneira semelhante, por meio de um cordel de dez ou mais fios). Atos de Purificação que conduzam a estes extremos não se devem tentar levianamente. A medicina ocidental teria muito a dizer sobre a necessidade de instrumentos higiênicos. Todavia, cabe mais uma vez lembrar-nos quão séria e ardorosamente se entregam os yogues ao seu mister, e quão loucos são os filhos da civilização que pretendam imitá-los.

Para registrar, aqui damos uma lista de vinte *asanas* ou posturas básicas. Reproduzo as descrições dos primeiros dezessete de um famoso tratado clássico de Hatha-Yoga — o *Gheranda Sambita,* que adere, às vezes ao pé da letra, a outro grande expositor de Hatha-Yoga: *Hatha-Yoga Pradipika*. Foi traduzido do sânscrito por Sri Grandra Vasu e publicado em Madras, Índia em 1933.

No entanto, advirto ao estudante que ele encontrará muitas discrepâncias entre as descrições destes antigos *asanas* yóguicos. As fontes sânscritas dão apenas dados fragmentários; daí por que algumas das posturas mais complexas requerem extensas descrições. Daí também, sem dúvida, as disparidades de que estão eivadas; porém não devem embaraçar o estudante de Yoguismo, pois a prática regular da Contração Profunda supre a necessidade de assumir posturas mais difíceis. Muitas das poses históricas são totalmente inadequadas aos costumes ocidentais. Apresenta-se a lista seguinte, unicamente por seu interesse histórico.

1. *Siddhasana:* POSTURA PERFEITA

O praticante que tenha dominado suas paixões, coloque um calcanhar na abertura anal e conserve o outro na base do órgão genital. Depois descanse seu queixo sobre o tórax, e estando quieto e erecto, fixe o olhar entre as duas sobrancelhas.

2. *Padmasana:* POSTURA DO LÓTUS

Coloque o pé direito na coxa esquerda e o esquerdo na coxa direita. Cruze também as mãos atrás das costtas e segure firmemente os dedos dos pés assim cruzados. Coloque o queixo sobre o tórax e fixe o olhar na ponta do nariz.

3. *Vajrayudhasana:* POSTURA DE LANCEIRO CORISCANTE

Retese as coxas com a vajra (um bastão) e coloque os pés junto às nádegas

4. *Simhasana:* POSTURA DE LEÃO

Os dois calcanhares são colocados sob o testículo contrário (i. é, o calcanhar esquerdo no testículo direito e o calcanhar direito no testículo esquerdo) e voltados para cima.

Os joelhos se apóiam no chão, e as mãos se colocam sobre os joelhos. *Conserva-se a boca aberta. Se se praticar o* Jalandhara mudra. *deve-se fixar a vista na ponta do nariz.*

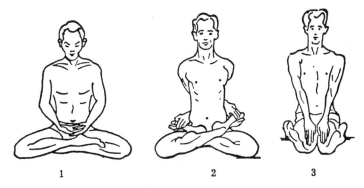

1   2   3

5. *Virasana:* POSTURA DE HERÓI

Uma perna (o pé direito) é colocada sobre a coxa oposta (a esquerda), e o outro pé é virado para trás.

6. *Dhanurasana:* POSTURA DE ARCO

Estique as pernas sobre o chão, como uma vara, e agarre os pés (ou os seus dedos) com as mãos, formando um arco com o corpo.

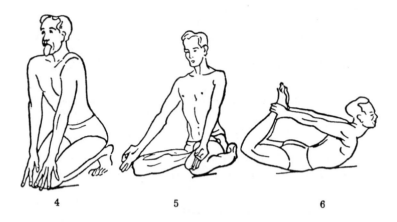

7. *Mrtasana (ou Savasan)*: POSTURA DO CADÁVER

Estendido sobre o chão (de costas), qual um cadáver, chama-se o Mrtasana (a Postura de Cadáver).

8. *Matsyasana*: POSTURA DE PEIXE

Faça a postura de Padmasana sem cruzar os braços; deite-se de costas, sustentando a cabeça com os dois cotovelos.

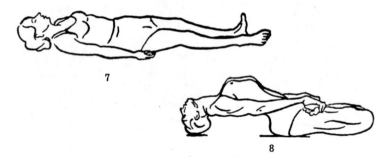

9. *Pascimottasana*

Estique as duas pernas sobre o chão, duras como varas (os calcanhares sem se tocarem); coloque a testa sobre ambos os joelhos e segure os dedos dos pés com as mãos.

10. *Samkatasana*: POSTURA PERIGOSA

Deitando o pé e a perna esquerdos no chão, rodeie-os com a perna direita, e coloque ambas as mãos sobre ambos os joelhos.

11. Mayurasana: POSTURA DE PAVÃO

Coloque as palmas de ambas as mãos no chão, apóie a região umbilical sobre ambos os cotovelos, e sustenha-se sobre as mãos e antebraços, com os pés erguidos no espaço e cruzados como em Padmasana.

12. Kukkutasana: POSTURA DE GALO

Sentado no chão, cruze as pernas na postura Padmasana; enfie as mãos entre as coxas e joelhos, e mantenha-se sobre as mãos, apoiando o corpo sobre os cotovelos.

13. Uttanakurmakasana: POSTURA DE TARTARUGA

Assuma a postura de galo, segure o pescoço com ambas as mãos, e mantenha-se qual uma tartaruga.

14. Vrksasana: POSTURA DE ÁRVORE

Mantenha-se erecto sobre uma perna (a direita), encurvando a perna esquerda, e colocando o pé esquerdo na base da coxa direita, e mantenha-se nessa posição, como uma árvore erguida sobre o solo.

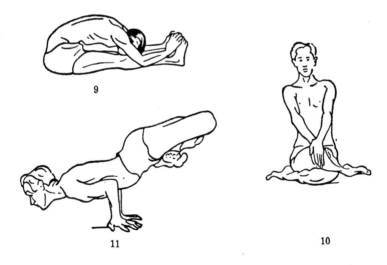

15. Salabhasana: POSTURA DE GAFANHOTO

Deite-se no chão, rosto para baixo, com os braços encostados ao busto e as palmas de ambas as mãos tocando o solo, e erga as pernas ao ar, numa altura de cinqüenta centímetros.

127

16. *Bhujangasana*: POSTURA DE COBRA

Faça o corpo, do umbigo até os dedos dos pés, tocar o solo; coloque as mãos no solo, erga a cabeça (parte superior do corpo) como uma cobra.

17. *Yogasana*: POSTURA DE YOGUE

Vire os pés com a planta para cima; coloque-os sôbre os joelhos. Em seguida coloque as mãos no solo, com as palmas voltadas para cima; respire, e fixe o olhar na ponta do nariz.

Também se usam as posturas adicionais seguintes:

18. *Sarvangasana*: POSTURA NÃO-FÍSICA

Deite-se de costas no solo. Erga ambas as pernas juntas, lentamente, até atingirem uma posição vertical e você deve manter-se equilibrado sôbre os ombros. Coloque ambas as mãos nos quadris e empregue-as como suportes, enquanto ergue as pernas.

19. *Halasana*: POSTURA DE CHARRUA

Deite-se de costas no solo. Erga ambas as pernas juntas, lentamente, e jogue-as por cima de sua cabeça, até que os dedos dos pés toquem o chão. As palmas das mãos devem apoiar-se no chão, estendidas completamente.

20. *Sirsasana*: POSTURA DE ERGUER-SE SÔBRE A CABEÇA

Ajoelhe-se no chão. Encurve-se para a frente e apóie seus antebraços no solo, em ângulos retos um com o outro, com os dedos enganchados. Coloque a cabeça nas palmas das mãos e erga as pernas lentamente, até se equilibrar verticalmente sobre a cabeça.

Você, estudante ocidental, não precisa contemplar avidamente a lista acima exposta, e os desenhos que a acompanham e sentir-se humilhado pelo fato de não ter tempo nem físico para conseguir dominar tão complicados exercícios. Não constituem compulsoriamente o "Abre-te, Sésamo" para o Conhecimento Oculto. Compõem simplesmente o ritual da Hatha-Yoga, que é o curso de jardim da infância de todos os sistemas tradicionais de Yoga. O meu amigo Dr. Paul Brunton, que tem escrito as melhores obras em inglês sobre Yoga tradicional — livros que recomendo para esclarecimentos mais avançados sobre o assunto — passou muitos anos percorrendo as batidas trilhas da Índia e conhecendo expoentes de Yoga em tôdas as suas múl-

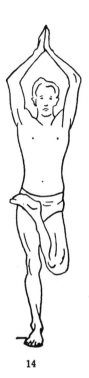

14

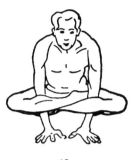

12

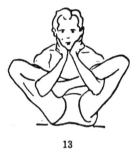

13

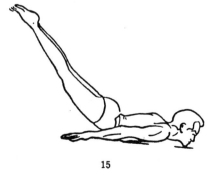

15

tiplas formas. Hoje ele prossegue seus estudos na América do Norte, pois agora sabe que se pode estudar Yoga em qualquer parte e que estas complicadas ginásticas físicas representam apenas uma fase do assunto.

Por você ter ocupações profissionais a desempenhar, uma família para sustentar, deveres cívicos a exercer, não está impedido de estudar e adaptar a Yoga. Longe disso. Mais pronunciada é sua necessidade da assistência yóguica. Se suas intenções são boas, se você aborda o assunto com humildade e sinceridade, não importam as dificuldades físicas. Onde quer que viva, qualquer que seja o seu físico, se são boas as suas intenções, seu progresso será maior do que os dos estudantes indianos animados apenas pelo desejo de autoglorificação.

No Oriente, a Yoga tem sido freqüentemente explorada como um atalho curto para exibicionismo. Levas de yogues indianos procuram dominar estes *asanas,* não para conseguir progresso espiritual, mas para ostentar sua força muscular. Se seu objetivo não é o Ego, mas a Compreensão, então nessa medida você estará mais bem situado do que eles, para aproveitar o máximo destes estudos.

Sem dúvida esta adaptação da Yoga o auxiliará de outras maneiras, das quais o indiano não necessita. Auxiliá-lo-á a aceitar a pressão e o esforço da vivência civilizada. Capacitá-lo-á a ajustar-se às exigências da vida moderna. Há pessoas que encontram esta ajuda na oração. Outras a procuram num passa-tempo artístico, compondo música ou fazendo jardinagem.

Tais coisas visam por certo encontrar a paz mental, que é o dom de que nosso alucinado e perturbado mundo tanto necessita. Mas ah! Nem todos podem encontrar duradoura satisfação nestas buscas. A maior parte da paz obtida é apenas fugaz e parcial.

Eis porque para você pode o Yoguismo significar até mais do que significa a Yoga tradicional para os que vivem no Oriente. Por causa de seus múltiplos desajustes físicos, você está melhor situado para avaliá-la. Por exemplo, o fato de você levar uma vida excitante na cidade o habilita a compreender toda a importância do relaxamento.

Nenhum de nós está tão absortamente ocupado que não possa reservar alguns minutos para os exercícios básicos de

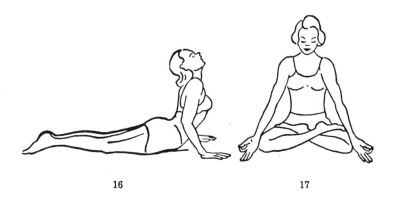

16 17

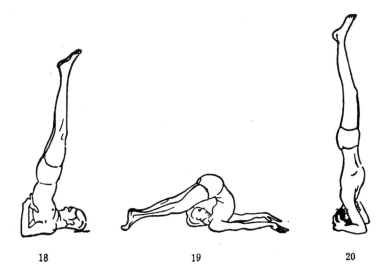

18 19 20

Yoguismo. Não exigem aptidões ginásticas. Nenhum homem ou mulher tem tanta ocupação que os impeça de dedicar um pouco de tempo aos exercícios de concentração.

Mora num apartamento? Não tem nenhum cômodo seu? Mas não existem parques, campos, igrejas? Creia-me: desde que aprenda os métodos de Yoguismo sobre relaxamento e concentração, você criará oportunidades para satisfazê-las, pois projetarão luz em sua vida.

Pelo Relaxamento Profundo aprenderá a restaurar suas debilitadas energias e a aliviar seus esgotados nervos. Pela Concentração Dinâmica conseguirá dotar de significado e propósito uma existência outrora inexpressiva. E as posturas acima relacionadas não o apoquentarão se você estudar a sua adaptação sob a forma de Contrações Profundas.

Você está de posse de terríveis poderes. Você tem o poder de se tornar mais sadio e mais feliz. O poder de diminuir suas dificuldades. O poder para influenciar outros, também, desta maneira. Sim, e você tem, igualmente, o poder de tornar seu destino pior do que precisa ser, de tornar sua saúde e felicidade apenas esporádicas. Você tem o poder de tornar seus fardos mais pesados, de espalhar amplamente as sementes do desespêro e da frustração.

Use estes grandes poderes discretamente — por amor a você mesmo, por amor à sua família e amigos. O Yoguismo moderno lhe ensina a maneira. Ensiná-lo-á de modo seguro, embora você viva em Huddersfield e não nos Himalaias. Com efeito, há mais necessidade de Yoga nos Huddersfields deste mundo do que nos solitários lugares silenciosos.

Yoga, pois, não é privilégio de nenhum grupo de ascetas indianos. É para todos ... em todas as partes. E isso significa *você*.

Capítulo X

YOGUISMO E LONGEVIDADE

Os cientistas nutrem ainda a esperança de um soro que prolongue a vida de um século ou mais. Conquanto tal elixir tenha fascinado o gênero humano de todas as épocas, duvido que nosso século seja mais feliz em descobri-lo. A velhice é um processo natural. Nada pode detê-la. Pode ser retardada, porém jamais detida. Também é possível apressá-la, porém com prejuizo nosso, bem o sabemos.

Por exemplo, é natural que as paredes arteriais se endureçam com o avançar dos anos. Mas pode-se reduzir a marcha do seu endurecimento. Sangue convenientemente oxigenado é um dos meios, isto é, pela prática da Respiração Dinâmica. Exercícios apropriados é outro meio, isto é, Contração Profunda. Também, o desenvolvimento das células em todo o corpo diminui com a progressão dos anos. Nunca relaxe, e a diminuição será acelerada. Ar, relaxamento e exercícios têm, pois, muito que ver com este processo natural de envelhecimento. Respiração Dinâmica, Relaxamento Profundo e Contrações Profundas auxiliam manifestamente a prolongar nossos dias. E como a harmonia de corpo e mente pode ser perturbada pelo pensar destrutivo, a Concentração Dinâmica é, clararamente, um outro preservador da vida.

É por métodos como estes — sem drogas e naturais — que busco uma maior expansão de vida. Devemos incutir bem nitidamente em nossas mentes a idéia de que a saúde é uma condição anormal. E que idade avançada e boa saúde não são necessariamente incompatíveis.

Por que, pois, ter um jovem de dezoito anos de idade cinqüenta por cento menos probabilidades de sobreviver do que uma criança de dez anos? E por que vai se agravando esta proporção com o perpassar dos anos? — É porque a Natureza nos envia bem protegidos para a jornada da vida, e à medida que envelhecemos, nos vamos despindo da "capa" protetora. Então as defesas escapam de nosso controle direto, e começamos a abusar de direitos e a correr riscos. E tudo isto deve exigir um ônus.

Ainda que as probabilidades de sobrevivência sejam superiores para os jovens, são muitas as nações civilizadas que atualmente enfrentam um período de declínio do coeficiente de jovens e de aumento da população mais idosa. Este paradoxo resulta da queda do índice de nascimentos. É um dos magnos problemas do futuro. Representa graves perigos para a Civilização, a menos que as populações idosas tomem iniciativas no sentido de renovar seu contrôle da vida.

A maioria das pessoas se abeirando dos setenta vai se convertendo à idéia de que de algum modo se acham doentes, que devem estar doentes e não podem deixar de ficar doentes. Adotaram a crença de que para elas a saúde não é natural e hão de aguardar a doença. Também têm se hipnotizado com a sugestão de que para elas a vida está quase finda aos setenta anos. Estas noções subconscientes afetam vitalmente a saúde dos idosos, e é urgente que as eliminemos. Cabe-nos ainda libertar nossas mentes da noção de que devemos "aposentar-nos" depois de certa idade. Estou seguramente certo de que a maioria das pessoas viveria mais se cessasse de pensar que a saúde é algo acima de seu alcance. De qualquer modo, temos de destruir êste quadro mental da velhice implicando doença e decrepitude. Não necessitaremos de nenhuma delas, se apenas usarmos inteligentemente nossa mente e corpo.

Imagine este mundo futuro dominado por uma percentagem crescente de gente velha! Que espécie de sociedade constituiria, se continuasse essa gente absorvida em seus queixumes, convencida de que estava de qualquer modo morrendo e de que deveria "aposentar-se"? A ciência médica deve diligenciar por mostrar que são descabidas tais suposições, embora bastante generalizadas. De fato, a gente idosa está melhor resguardada de aborrecimentos do que a nova, desde, porém, que haja aprendido o bom senso. Os idosos também são mais prudentes e mais econômicos em suas ações. Têm a experiência, que nenhum excesso de otimismo pode suprir.

Com referência ao envelhecimento, este é apenas a continuação de algo que começou no dia em que se nasceu e que nunca termina. Ninguém começa a envelhecer subitamente. É tão inatural envelhecer aos oitenta como aos oito anos de idade, exceto que aos oitenta a gente devia saber melhor como cuidar de si própria. Gladstone foi Primeiro Ministro da Inglaterra aos oitenta e três anos de idade, mas se houvesse "se aposentado" da política e cessado de levar uma vida ativa, naturalmente teria morrido dez anos mais moço. Um homem ativo aos oitenta anos tem menos probabilidade de estar sujeito à sentença da morte do que um quarentão inativo.

Por certo, quanto mais você envelhece, tanto mais necessita reduzir as horas febricitantes que vivem as pessoas jovens. Com efeito, quanto mais você se aproximar deste equilíbrio, tanto mais fácil lhe será galgar o seu centenário! A maioria dos motoristas dedica mais atenção aos motores do que aos seus próprios corpos maravilhosos. Se contássemos com postos de serviços para seres humanos, nós os veríamos ser regularmente descarbonizados pelo Relaxamento Profundo e regularmente alimentados com o combustível da Respiração Dinâmica. Compreenderíamos que o ar é tão importante para o chofer quanto para os seus pneumáticos.

Descobriríamos, também, que é possível transportar uma carga demasiado pesada, e fazer um carro vencer uma longa distância dando o máximo de sua velocidade. Mas nenhuma destas coisas convém nem ao carro nem ao chofer. Se ele viaja todos os dias sob intensa pressão e aborrecimentos, algo tende a "ceder", mais cedo ou mais tarde (provavelmente a sua digestão). Se corre sempre em velocidade máxima, tende a topar com um transtorno algum dia. Sua saúde — pela qual entendemos o tranquilo funcionamento de seu mecanismo pessoal — é tão responsiva a estas tensões como o mecanismo mais rude de seu automóvel. Há também ocasiões em que se pode descer um declive. Há ocasiões em que ocorre um superaquecimento, e é então aconselhável um descanso. É estranho que estudemos e aceitemos estas condições quando se trata de dirigirmos um veículo que custa apenas algumas centenas de libras, e as ignoremos no tocante à nossa vida, que não tem preço.

O marco do centenário é um alvo atingível pelo homem, se ele decide a viver em harmonia com o Código Superior da Natureza, em vez de andar sempre a infringi-lo. Uma águia pode viver até cem anos, e numerosos seres humanos têm provado que podemos realizar a mesma façanha. Uma teoria científica (desenvolvida por Bogomolet) é a de que a vida total pode ser *pelo menos* cinco vezes o período do crescimento. Com este mínimo básico, se alguém pode viver setenta e cinco anos, com precauções razoáveis poderá igualmente ter acesso à casa dos centenários. O fato notável é que poucos homens civilizados vivam cem anos. Considerando o modo como nos ocupamos de nós mesmos, é surpreendente que tantos de nós vivam a metade do período normal de nossa existência!

É um assunto digno de estudo este do prolongamento da vida. Dedicar diariamente cinco minutos ao relaxamento, cinco minutos à contração, cinco minutos à respiração e cinco minutos ao pensamento, é *in totum* apenas vinte minutos de seu tempo total. Como recompensa disto, você pode talvez acrescentar mais vinte ou vinte e cinco anos à sua vida, e ainda fazer que todos os anos sejam os mais agradáveis!

Ah! muitos são os que rejeitarão isto como impossível. Estes se levantarão amanhã como de hábito, engolirão uma xícara de café, correrão para o trabalho, sentar-se-ão num escritório ou oficina, abafados durante horas sem exercício, comerão alimentos indigestos, e se sentirão aliviados da tensão com estimulantes alcoólicos. Estarão inteiramente esquecidos do relaxamento. Se a Natureza lhes permitisse, também se esqueceriam da respiração inconsciente, e o suficiente apenas para mantê-la. Enrijar-se-ão e constiparão em conseqüência de exercícios inadequados, e atormentarão suas cabeças com o pensar reflexivo. E esta mesma gente condenará os yogues como fanáticos; poderia haver algo mais fanático como a situação deles próprios?

Tais pessoas — homens e mulheres que jamais tiveram um momento de real relaxamento — é que decidem o destino do mundo! Pois são estes indivíduos prematuramente envelhecidos os que ocupam postos governamentais, e resolvem qual indústria se desenvolverá, ou se haverá guerra. São os detentores de autoridade e poder. Em suas mãos repousa o destino da Humanidade.

Devemos perguntar-lhes: como poderá tomar decisões sábias para seus semelhantes um homem que despreza tanto as leis da vivência natural e não lhes dá nenhuma guarida em sua própria vida? Se ele imagina a sua própria vida quase finda e extinta, como pode traçar o futuro para os demais? Se ele padece de seu viver antinatural, como pode propiciar bem-estar a seus subordinados?

É urgente que desenvolvamos uma atitude totalmente nova para com este assunto do envelhecimento. Nosso conceito atual está radicalmente errado. Na sociedade mais velha em que nos movemos, devemos equacionar os termos do processo de envelhecimento. Temos que aceitá-lo como natural, porém *elástico*. Devemos fazer o que pudermos para retardá-lo. Sobretudo, devemos compreender que os homens podem viver e *gozar* a vida aos noventa anos; gozá-la com mais sabor, e com maior utilidade, do que quando tinham nove primaveras.

Finalmente, temos que conseguir libertar-nos da chocante falácia de que as pessoas idosas representam necessariamente um fardo para suas famílias. Faça uma pessoa idosa sentir que ela é um incômodo, que nada mais existe para ela fazer, e terá andado meio caminho para matá-la.

Um dia descobriremos que não são tantas as pessoas que morrem de velhice. E que não são muitos os velhos que morrem de doença. Morrem porque perderam o interesse pela vida. Morrem porque não são queridas. Morrem porque estão ociosas e nada têm a fazer. Muito freqüentemente, morrem por causa do sentimento de que a vida já os abandonou. Mas quase todos morrem devido a seus próprios pecados: tensão, ansiedades e quejandos. Nisso pouco influem os germes. Muito mais importantes são as suas atitudes.

De muitos velhos que morreram, o coração era tão forte como o de um boi! Mas baqueou.

Capítulo XI

CHEGANDO AO FIM DA JORNADA

Retornando aos objetivos que expusemos, pouca dúvida resta de que os primitivos yogues se interessavam profundamente pela questão de vida longa e de felicidade. Seus métodos não estão, realmente, no diapasão das necessidades dos dias atuais. Contudo, podemos aprender deles, mesmo que signifique modificar o que aprendemos. Embora não possamos aplicar a "legítima" Yoga tradicional, podemos utilizar-nos ainda de suas descobertas.

É o que acabamos de fazer no Yoguismo. Mas pode-se perguntar: por que toda esta insistência por um viver mais prolongado? Não é que eu, pessoalmente, tenha algum complexo de "velhice". É mais porque este problema tem de ser enfrentado por todos os países civilizados. De um lado deparamos com um declínio do índice de natalidade: decresce o número dos que atingem a juventude. De outro lado, temos um número crescente de pessoas idosas, quer de fato, quer relativamente, pois com a diminuição de nascimentos aumenta automaticamente a proporção de pessoas idosas. E com um melhor Serviço de Saúde, que os países mais civilizados agora possuem, é mais certo aumentarem as perspectivas de mais vida.

Contemple, pois, este valente mundo *velho* nos ultrapassando. Por volta de 1975 — e não está tão distante — haverá, só na Inglaterra, quase oito milhões de indivíduos com mais de sessenta e cinco anos de idade. Hoje contamos apenas seis milhões nesse grupo.

Como pode uma economia industrial sobreviver a esta violenta pressão? Haverá um pensionista velho para cada quatro pessoas em "idade de trabalhar". Com efeito, devido a doenças e às flutuações industriais periódicas, a produtividade efetiva corresponderá a cerca de duas pessoas trabalhando, em cada quatro empregadas!

Podemos enfrentar tal perspectiva com um senso de equanimidade? Penso que não! Além da total transformação de nossas idéias acerca da velhice, em referência à idade, subsistem salutares razões econômicas para desenvolver uma nova atitude para com a mesma, tendo em vista a civilização. Muitos pensionistas desejariam trabalhar se lhes fôsse permitido. Logo teremos de aceitar os seus serviços, quer os apreciemos ou não. E será uma bela coisa para as pessoas idosas e para o país! Entretanto, o maior culpado é o governo, que insiste na aposentadoria do Serviço Civil a determinada idade, sem levar em conta a saúde e as aptidões. No futuro, a idade da aposentadoria será decidida segundo os méritos individuais. Cabe-nos cessar de condenar todos os homens e mulheres a uma morte prematura, que é o que realmente fazemos quando lhes dizemos que eles não têm mais utilidade; privamo-los do auto-sustento e encostamo-los em suas casas, entre parentes mais jovens. Tudo o que eles então podem vislumbrar é a perspectiva da morte. É a próxima grande experiência com a qual suas mentes passam a afinar-se. Não os espera nenhuma outra aventura.

Finalmente desceremos até este problema, por certo. Mas já é urgente. O Yoguismo pode ajudar-nos a enfrentá-lo. Adicione o seu estímulo psicológico à experiência médica: aplique a quádrupla fórmula (Concentração, Respiração, Contração e Relaxamento)). Isto pode, com efeito, tornar os indivíduos muito mais felizes, nem que se limite a aliviar-lhes as tensões que lhes solapam a saúde. Então eles poderão aspirar com razoável certeza a viver mais tempo e, o que é igualmente importante, gozando essa vida mais longa como pessoas sadias e ativas.

Por que não enfrenta a Civilização estes fatores psicológicos agora — fatores que influenciam diretamente a vida humana — da mesma maneira que enfrenta os problemas industriais? Indubitavelmente por causa do cerne de endurecido materialismo em seu centro. Nenhuma indústria pensaria em empregar metais sem investigar as tensões, pressões e esforços que tais materiais poderiam resistir. Por que, então, esta diferença para com os esforços *humanos?*

Necessitamos de uma metalurgia mental. Proponho que no Yoguismo tenhamos pelo menos o esbôço de um tal sistema. Mas como comentar valores civilizados em que os metais (que razoavelmente são diretas conglomerações de átomos quaisquer), recebem muito mais atenção do que as mentes humanas, que são uma massa fervente de complicações! Ignoro quantos milhões se gastam anualmente com a metalurgia; sei que pouquíssimo é o que se despende em análises de tensões humanas.

Por sorte, é razoavelmente simples o processo para aliviar a tensão humana. A maior dificuldade está em fazer os indivíduos tomarem consciência do poder do ajustamento pessoal. Uma vez se tornem conscientes de sua capacidade para diminuir as pressões que sofrem, estão em bom caminho para se resguardarem. Ninguém, a não ser um louco, continuaria a absorver punições se, pelo simples isolamento, lhes pudesse dar um fim. O Relaxamento Profundo mostra como isolar-se. Mostra-nos como, quando a vida se torna demasiado intensa, podemos dar aos desgastados nervos uma oportunidade de recuperação. Ao mesmo tempo, a Respiração Dinâmica carregará nossa bateria nervosa com nova energia. Desde que os indivíduos compreendam a necessidade destes estimulantes, bastará tão-somente uma pequena prática para fornecer-lhes tudo que precisam por meio desses canais.

De maneira similar, no que tange à saúde, poderemos manter uma velhice hígida muito mais duradoura, com base na prática da Contração Profunda. Pois é este o processo da Natureza para dissolver materiais adesivos e enviar um fluxo de sangue reavivador às partes estagnadas do corpo. E sobre nossa condição mental? A Concentração Dinâmica é o instrumento mais adequado para conservar a mente jovem e flexível.

É indispensável que nos disponhamos a praticar estas técnicas. Temos que exercitá-las diariamente, apesar de nossas ocupações. E quanto mais cedo as iniciarmos, tanto mais fáceis nos serão.

No início deste livro reproduzimos o relatório independente da Observação Pública, acerca do que pensam os estudantes praticantes do método do Yoguismo. Em conclusão, pode ser o que disse o diário *Health For All* (Saúde Para Todos) a respeito do Yoguismo: "Com o mínimo de preocupação e incômodo, consegue o estudante introduzir modificações das mais benéficas e do maior alcance em seus hábitos de vivência diária". *New Health* (Nova Saúde) recomendou-o, declarando: "Yoguismo é o sistema de Yoga especialmente adaptado à população ocidental". Um clínico, escrevendo em *Health and Strength* (Saúde e Energia), disse: "Os exercícios mentais e físicos são de enormes benefícios".

O sistema oriental fortalece a mente e o corpo, e auxilia a concentrar e a aplicar nossa mente de maneira mais útil. A *Weekly Sporting Review* (Revista Samanal Esportiva) disse: "O Yoguismo parece ser agora uma das predileções dos atletas. O treinamento baseado nestas diretrizes cria resistência mental e física. Os técnicos lhe dão integral apoio". O *Sport* (Esporte) fez a experiência de designar seu próprio editor para estudante de Yoguismo. Ele relatou seu progresso semana por semana. Eis um sumário deste teste muito rapidamente: "Quanto mais se aprende e pratica o sistema, tanto mais se quer fazer; mas se é tão benéfico tudo o que ele ensina e pratica, que mais se poderia esperar?" A *Efficiency Magazine* (Revista da Eficiência) acrescenta sobre o Yoguismo: "Repleto de informações úteis a uma saúde mental e física completa, de necessidade tão premente nos dias atuais".

Naturalmente que os especialistas da saúde dão relevo aos progressos físicos. Eu prefiro que se julgue o Yoguismo como um meio de expandir nossa compreensão da realidade. Agisse a maioria de nós com uma perspectiva mais ampla, e todos seríamos melhores cidadãos. Todavia, ser digno dessa conquista é realizar uma vida superior, e esta deve ter uma · base pessoal. Não deve assentar-se em teorias vagas. Microscópios, tubos de ensaio, e os métodos científicos da ciência moderna são janelas limitadas para o mundo das coisas reais, pois dão acesso apenas a sensações físicas. A Filosofia, a poesia e as artes são mais úteis. Mas importa-nos procurar ampliar o nosso horizonte também pelo esforço pessoal. Não precisamos prostrar-nos e adorar qualquer desses instrutores. O *Yogabija Upanichade* nos exorta a resguardar-nos "das centenas de formas de filosofia, ou raciocínios, ou normas científicas que aprisionam o verdadeiro intelecto em suas malhas e o extraviam do real conhecimento". Hoje devemos estar atentos a esse conselho: é mais do que nunca necessário.

Sim, faz-se mister o esforço pessoal. O Yoguismo pede-lhe que *faça* alguma coisa. Você pode bem alegar como o fazem centenas de outros: "Mas estou demasiado ocupado; não me sobra tempo". Seguramente ninguém está tão ocupado que não possa achar 15 a 20 minutos diários, se tão importante é o resultado. Ademais, a saúde é fundamental para todo outro êxito. Cada vez mais se vai compreendendo hoje que a saúde depende, em última análise, de harmoniosa cooperação entre a mente e o corpo. A Medicina não mais restringe sua atenção a fatores puramente físicos. Os médicos concordam em que para estar com o seu corpo realmente apto, você precisa sentir-se bem, mentalmente, e vice-versa. Seu mecanismo e motivações internos importam tanto (senão mais) quanto as manchas ou outros sintomas de moléstias.

O estudo demanda esforço. Significa sair você de sua complacência, e empreender ativos preparativos para uma vida longa e saudável. Pede-lhe que se torne mais consciente de si como indivíduo; que observe as coisas mais objetivamente; que proceda a ajustamentos atuais; que corrija a falta de equilíbrio. Deste modo — diz ele — você se transformará num ser mais inteligente. Enquanto não conseguirem este necessário estado mental de independência, os indivíduos não poderão deixar de ser invejosos, obtusos, tímidos, deprimidos e irritados. Tais condições não são sintomas de mal, mas de uma posse caótica e inconsistente de vida.

Faço agora uma corajosa declaração. A cada meia hora dedicada diariamente a este quádruplo treinamento, você pode acrescentar um mês à sua existência! Não apenas um mês de senilidade, mas um mês de vivência plena, expressiva, criativa! Cada estudante de Yoguismo pode aumentar sua existência pela aplicação desta rotina diária. Você já viu o que as moradias, higiene e instalações sanitárias melhores têm feito para aumentar a duração da vida. O aumento tem sido tal que as Companhias de Seguro logo estarão pensando seriamente em rever suas apólices. Pois, segundo as últimas estimativas, com a melhoria das condições de vida, a metade das meninas nascidas hoje viverão até os setenta e cinco anos de idade, e **metade dos meninos**, até os setenta.

Empenhe-se neste problema de saúde de uma maneira direta, pessoal, e você vencerá facilmente um século! Execute regularmente, cada dia, o quádruplo plano do Yoguismo! Resolva já a viver feliz, e não espere pela morte ao penetrar na casa dos septuagenários!

Numa extensão ainda não apreciada, a longa vida depende da atividade da mente e do corpo. Isto elimina qualquer idéia de você "se aposentar" quando tiver apenas sessenta anos. Nesta idade, o repouso é exatamente a última coisa de que necessita, a não ser que precise restabelecer-se de uma moléstia grave. *Continue a trabalhar; movimente-se; mantenha adequados períodos diários de Relaxamento Profundo; conserve sadio o seu aparelho respiratório pela Respiração Dinâmica; flexione diariamente sua mente e seus músculos pela Concentração Dinâmica e Contração Profunda.* Com a idade de setenta e um anos, iniciou o Professor Einstein seu trabalho sobre uma nova teoria do Universo; por muito que tenha omitido as outras partes do programa de longa vida do Yoguismo, certamente muito o auxiliou a aplicação desta única.

Na antiga Roma as expectativas da vida não iam além de cerca de vinte anos. Na Inglaterra, presentemente, é de setenta e dois e meio, mercê dos progressos na higiene física. Com um relativo esforço no plano mental, poderíamos facilmente viver mais um quarto de século. Mas devemos cessar de deixar a iniciativa para "as autoridades". Ninguém poderá preparar-nos para uma longevidade sadia tão bem quanto nós próprios.

Alguns podem responder: "Já passei da meia-idade; eu teria começado o que o senhor pede se fosse mais jovem, porém agora, com o meu coração claudicante, meu artritismo, e estas manhãs frias, é, simplesmente, demasiado tarde!"

Não se desespere, leitor, nunca é demasiado tarde. Qualquer que seja a sua idade ou estado atual, a hora de começar é *agora!* Se sua máquina física tem defeitos, use-a cuidadosamente, por todos os meios. Por piedade, não se julgue perdido!

Muitos carros que parecem velhos cacarecos prestam bons serviços, porque são inteligentemente conduzidos. Conduza seu *veículo* segundo este código! Ele o conservará por mais tempo, o levará mais longe, e o fará passear, com todo o conforto, num mundo mais feliz.